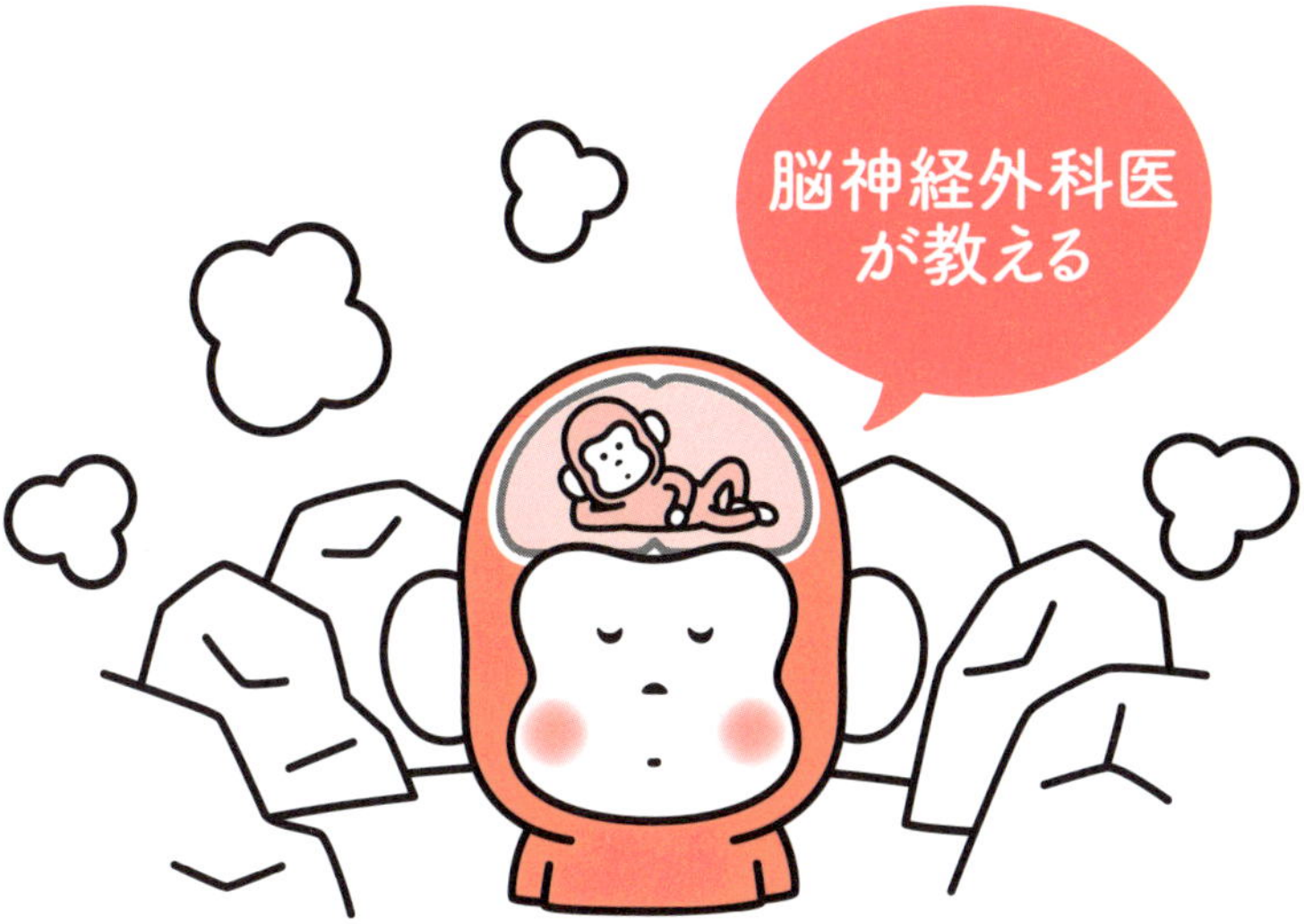


# 一生疲れない人の「脳」の休め方

菅原道仁

# 脳神経外科医が教える
# 一生疲れない人の「脳」の休め方

# はじめに

「ちゃんと睡眠をとっているのに、疲れがとれない……」
「お昼を過ぎると眠くて仕方ない……」
「日中もボーっとしてしまい、集中力が続かない……」

私のクリニックには、こんな悩みを持ったビジネスパーソンの男女が「もしかしたら、自分はどこか悪いのではないか」と、よく相談に訪れます。ところが診察をすると、その疲れは病気によるものではないことがほとんどです。

では、なぜそんなにも多くの働きざかりである人たちが、これほど疲れを抱えているのでしょうか?

本書では、社会現象にも思えるこの状況に、脳神経外科医として向き合い、具体的な理由の解説と日常で実行しやすい疲れのリフレッシュ法を提案しています。

このところ、特に大企業における過労死報道が相次いでいます。今を生きる私たちは、帰宅をしてもリフレッシュするどころか、自宅でも引き続き気が休まることなく仕事のことを考え続けている状態です。

これでは、働いてよい成果をあげるどころではなく、本当に心や体の健康を害してしまう可能性が高くなってしまいます。日中によいパフォーマンスを発揮するには、絶対的に良質な休息が必要なのです。

少子高齢化かつ年金破綻時代であるいま、過去に比べてより効率的に、さらに長期にわたり働き続けることが求められています。疲れを自覚するようになる、40歳前後の時期をどのように過ごすかによって、あなたの人生は大きく変わることでしょう。

あなたの周りにも、仕事もプライベートも充実した「疲れ知らずに見える人」がいると思います。その人たちは、実は必ずといっていいほど脳の休息を「習慣化」しているのです。日本では休むことが軽視されがちですが、本質的な脳の疲れをリセットすることなく、よい成果を「継続的に」生み出し続けることは不可能です。

「多少の疲れなんて、気持ち次第でどうにかなる」
「少しくらい疲れていても、週末に寝だめすればいい」
そう考えている人もいるかもしれません。

しかし、これまでに蓄積された膨大な脳医学のエビデンスによって、脳を休ませずに疲れが消えることはないことが判明しています。気分をコントロールすることは大切ですが、それによって疲れがなくなることはありません。さらに、疲れを溜め込めば脳のはたらきは落ちる一方で、週末の寝だめも効果はないことが判明しています。

これから「日常生活で簡単にできる、脳を休息させる方法」をお伝えしていきます。これらはどれも簡単なものですが、蓄積した疲労を魔法のように解消し、さらによけいな疲れを抱え込まない習慣を身につけることができるものです。

一度覚えてしまえば、これからの一生を通してあなたの人生をを支えてくれる知識になることでしょう。

本書では、これから以下の内容を解説しながらお伝えしていきます。

**Lecture⓪　パフォーマンスが落ちる理由と脳のしくみ**
**Lecture①　脳を休めるための正しい休息法**
**Lecture②　脳の不調を引き起こすさまざまな原因**
**Lecture③　疲れにつながる間違った脳の使い方**
**Lecture④　睡眠、瞑想、食事法**
**Lecture⑤　自己肯定感を高め、折れない心を作る方法**

本書を実践することでパフォーマンスを最大限に引き出し、あなたの毎日がよりよいものに変わっていく一助になれば、著者としてこれほど幸せなことはありません。
それでは、さっそく始めていきましょう。

脳神経外科医
菅原道仁

Lecture 0

# あなたの休息法は9割間違い


40歳前後でパフォーマンスが劇的に落ちる理由 014
本当に疲れているのは体ではなく、脳そのものだった 017
瞑想で「疲れにくい脳」に変化させる 020
休息している間も脳ははたらいている 024
眠ることで記憶を定着させる 026
眠りのゴールデンタイムについてわかってきたこと 029
「脳のデトックス」で疲れを流す 030
働きすぎが脳の疲れとして表れる 031
研究でわかった脳と疲労の関係性 034
座りすぎは心筋梗塞・脳梗塞を招く 035
アクティブレスト（能動的休息）とパッシブレスト（受動的休息） 039
ポジティブシンキングの悪、ネガティブシンキングの善 042
ネガティブシンキングは成功の源 044
ギャンブルやアルコールでは脳は休まらない 047
寝酒をすると、かえって寝つきが悪くなる？ 050

Lecture 1

# 不調の原因は「脳」にあり

認知症の種類　054
物忘れと認知症　056
認知症のおもな症状　058
若年性認知症とは　059
仕事人間は認知症になりやすい　061
いつでも若々しくいられる4つのタイプ　062
ストレス（反応）をなくすことは、ストレッサー（原因）をなくすこと　064
脳が喜ぶセロトニンを増やす食事　069
幸せホルモンを味方につける　070
食事の基礎知識があればパフォーマンスが劇的に上がる　073
「ぼっち」は喫煙と同じくらい体に悪い　075
はたらく人は、「社会的孤独」に要注意　076
SNSでの「リア充合戦」に要注意　079
妬みは、自分の願望の裏返し　080

自分も誰かの羨望の的であることを知っておく 083
ストレスを洗い流す「涙」の力 085
涙を流すと、副交感神経が優位になってリラックスできる 086
「忘却力」を磨くことの大切さ 088
感情に響くことは忘れない 089

Lecture 2

## 脳を休ませる意味を正しく理解する

一定リズムの行動がα波を出し、脳を癒やす 094
一流のスポーツ選手からは常にα波が出ている 095
仕事に必要な集中力は、脳疲労を取り去らないと回復しない 097
認知行動療法で心を整える 100
自分の思いを抱え込まずに声に出す「場所」が大事 101
SNSは内緒の話には向かない 104
毎日の生活に少しだけ変化をつける 106
やる気スイッチはどこにある？ 108

五感を研ぎ澄まし、「ゼロ感思考」を身につける……110
現代の生活は、五感を鈍らせるものばかり……112
正しい入浴法を知ろう……115

## Lecture 3 こんな脳の使い方が疲れを引き起こす

どうでもいいことは「ルーティン化」してしまおう……122
自分の優先事項を確認する……125
他人のネガティブなふるまいは自分に返ってくる……127
SNSツールでもネガティブ思考はうつる……129
自律神経を酷使する現代社会……132
自律神経が乱れることで起きるおもな病気……134
自律神経を乱さないための予防法……135
情報の洪水には、脳内の情報断捨離で対処する……137
情報断捨離に必要な力……138
マルチタスクは実は脳に悪い……141

マルチタスクによって、脳機能が分断される？ 143

Lecture 4
# 正しい睡眠×瞑想＝最強の休息法

現代人の考えすぎが脳疲労を招く 148
脳は毎日1万回の決断を繰り返している 150
他人の目を気にするのは何のため？ 153
瞑想が、考えすぎに気づかせてくれる 156
考えすぎのときは、瞑想を試してみよう 157
瞑想が生まれた背景にあるもの 161
あなたの睡眠は、疲れを癒やしていますか？ 165
睡眠時間・環境は十分に足りていますか？ 167
快眠のために必要な、たった一つのこと 168
確実に稼ぎたければ、株ではなく寝具に投資しよう 171
音や香り、携帯断捨離で五感を研ぎ澄ます 174
脳が喜ぶ食事法 182

その食欲、ひょっとしたら「ニセモノ」かもしれません 183
脳がほしがる栄養素 185

Lecture 5

# 正しい休息が折れない心を育てる

昔といまでは必要なメンタルが違う 192
あなたに必要なのは、鋼ではなく「柳」の心 193
ドローンの視点で、自分を俯瞰する 195
感情のコントロールができることの大切さ 197
抑えきれない怒りの衝動は「RAIN」で対処する 199
妬みを持ちやすい人は、脳卒中のリスクが上がる 201
感情のコントロールで健康を手に入れる 204
思い込みとメタ認知はレジリエンスの車の両輪 205
ヒヤリ・ハットを減らしてメタ認知力を高める 208
メタ認知能力を高めるにはどうすればいい？ 210

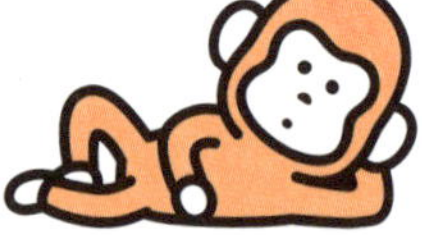

# Lecture 0

# あなたの休息法は9割間違い

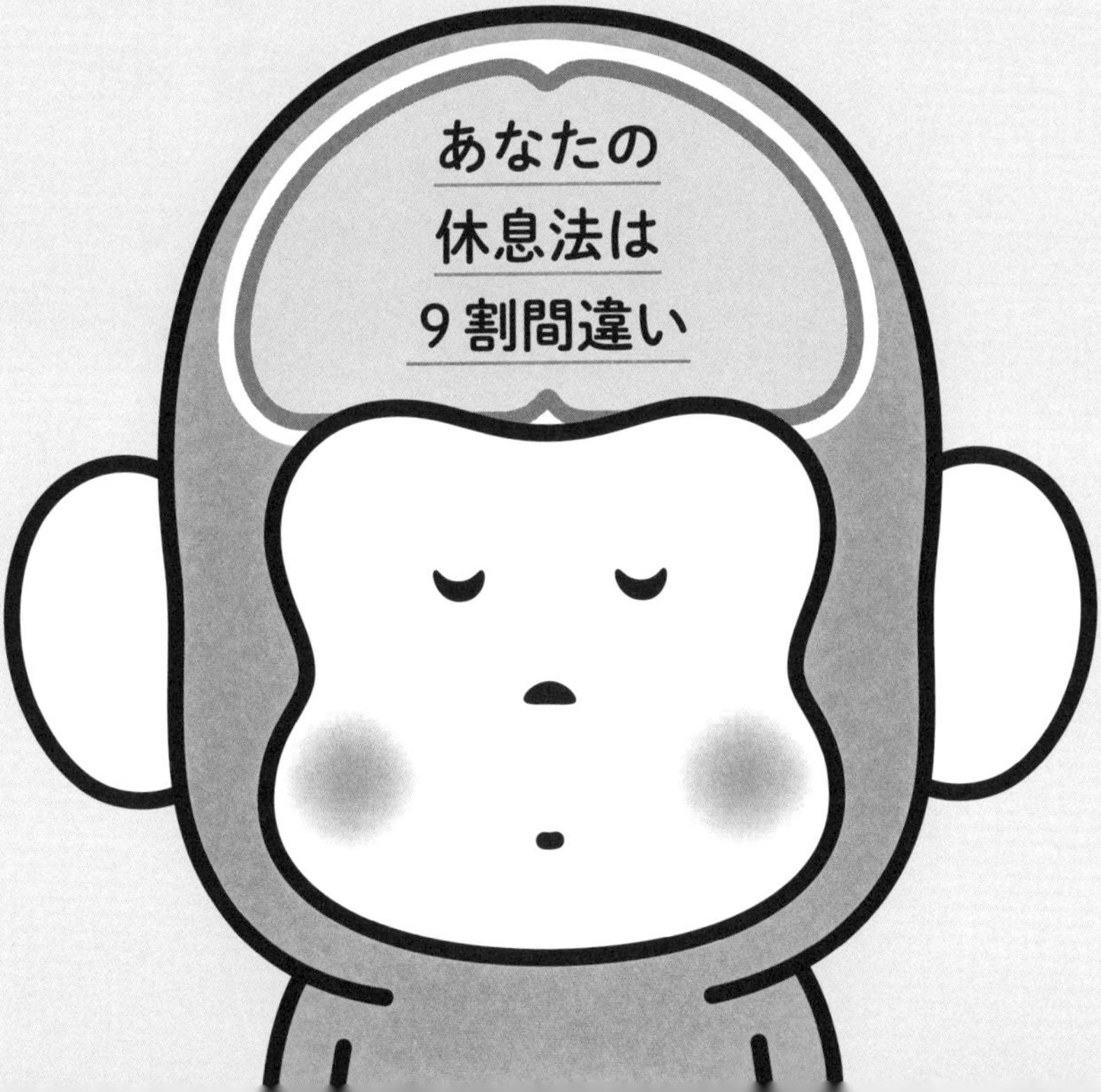

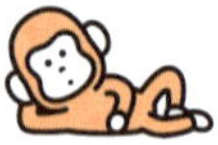

# 40歳前後でパフォーマンスが劇的に落ちる理由

「先生、最近、疲れが抜けにくくなってきました……」

これは、男女問わず私のクリニックにいらっしゃる40歳前後の患者さんから、最も多く聞く悩みです。最近は「パフォーマンスが落ちてきた」という言葉も流行っているようです。

「40歳前後になって、パフォーマンスが劇的に落ちた」と感じる理由には、２つの原因があると私は考えています。

ひとつは、若い頃からの夢や希望が薄れ、現実と直面せざるをえない年齢になったこと。就職したばかりの頃に思い描いていた未来像に手が届いていないどころか、伸びしろも少ないことに気づいてしまうのが、ちょうどこの年齢です。

若い頃はうまく獲れたのに…

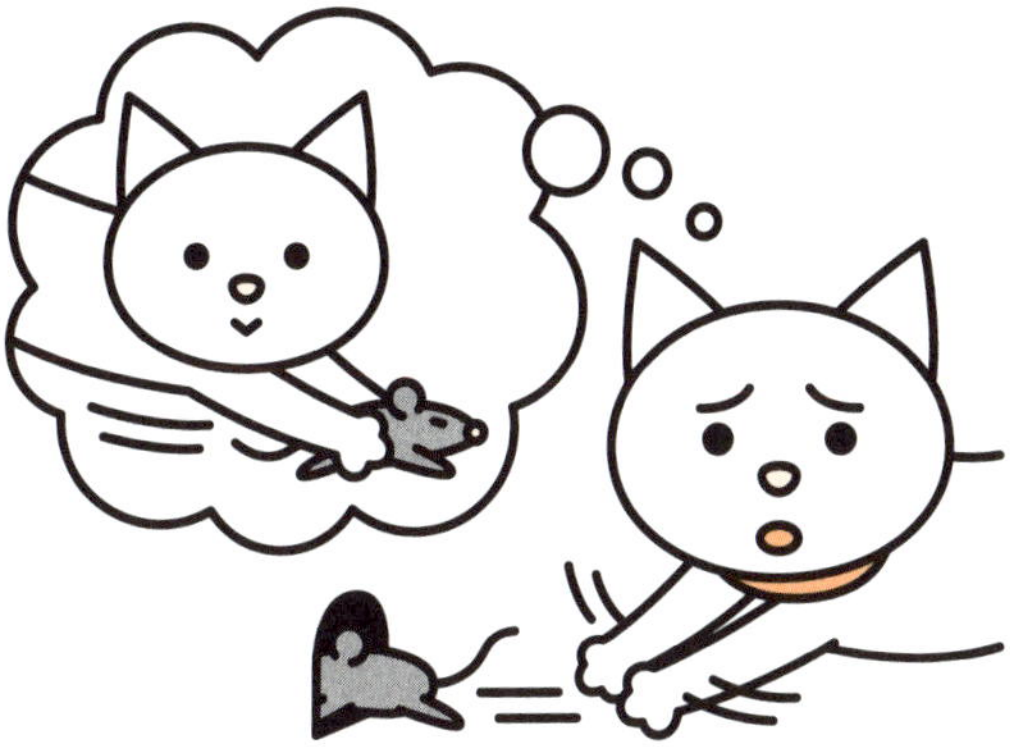

例えば、第一志望の会社に「20代で役職についてやる！」と意気込んで入社したはいいものの、現実はメンタルも体力もついていかず、40歳にして役職なし。「本当は、こんなはずじゃなかったのに……」と、理想と現実とのギャップを目の当たりにしてがく然とします。

20代や30代前半には、あえて自分に喝を入れなくても、将来の可能性を信じて頑張れていたのに、この年齢になると、自分がたどる道が見えてきてしまう。それが原因で、やる気のスイッチが入りにくくなるというわけです。

もうひとつの原因は、肉体的な衰えです。

**20歳を超えたあたりから、運動習慣のない人は年に1%ずつ筋肉量が低下するといわれています**。学生時代に部活やサークルでしっかり「運動貯金」をしていれば、20代の間は体型も体力もキープできます。ところが30代になると徐々に貯金が目減りしていき、40歳を迎える頃には、蓄えてあった体力残高が底をついてしまうのです。

このふたつ目の原因については、少しずつ運動習慣を持つことで、若い頃とまったく同じような体型は難しくても、体力や筋肉量は取り戻すことが可能です。

私自身、現在47歳になりますが、ジムで定期的に運動しているため、学生時代の体型をキープできています。

では、自ら作り出したメンタルブロックについてはどうでしょうか。「もう若くないし……」というアレです。実は、こちらも意識的に原因を取り除くことが可能です。**私たち人間は、おもに意志の力よりも無意識(思い込み)で行動しています**。ですから、限界が見えて「パフォーマンスが落ちた」と思い込んでいる脳を、「その考えは思い込み」であることに気づかせ、解放してあげればいいのです。

患者さんたちの思い込みでは、「記憶力が低下した」「以前のように機転が回らなくなった」などが多く見られます。しかし、これらは職場や家庭で抱える不安感によって、脳が疲れてしまい、実力が発揮できなくなっているケースも多いのです。不安感を払拭し、脳の疲れを癒やすことで、これらは回復させることができます。

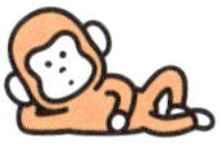

## 本当に疲れているのは体ではなく、脳そのものだった

年齢を重ねるごとに、疲れを感じる頻度が増えていきます。ビジネスパーソンにとって年齢を意識する瞬間ですが、**実は、このとき疲れているのは体ではなく、脳であることを知っておいてください。**

改めて、よく考えてみましょう。一日の仕事を終えた後は誰でも疲労感を抱えています。しかし、立ち仕事や外回り営業の方はともかく、デスクワークは「体力」を使うでしょうか？　そうです、帰宅後ヘトヘトになっている原因は、体の疲労ではなく、脳の疲労なのです。知的経験を積んだ大人は、勢いと行動だけで問題を解決していけた若い頃よりも、ずっと脳が疲れやすい状態といえるでしょう。

**脳の疲れを癒やす方法として私がおすすめしているのが、瞑想です。**

医師の私から「瞑想」と聞くと、やや奇妙な印象を抱く方もいるかもしれません。しかし、それには理由があります。現在は瞑想の研究が進み、最新の脳科学や神経科学によって、一日5分程度の瞑想がストレスを減らし、集中力や創造力を向上させてくれることが分かってきているのです。

こうしたエビデンスをもとに、ビジネスの世界では、2007年からグーグルが能力開発プログラムに瞑想を取り入れ始めています。

**「サーチ・インサイド・ユアセルフ（Search Inside Yourself）」、略してSIYと名づけられたグーグルの瞑想プログラムは、心の知能指数（EQ）を高めることが目的のトレーニングで、5万人いる社員のうち5000人以上が参加しています。**この

ＳＩＹは、グーグルのエンジニアのチャディー・メン・タンによって作られました。

ある日、彼は「世界でいちばん幸せな男」という異名を持つチベット僧、マシュー・リカードの存在を知ります。マシューは瞑想研究に協力したときに、脳の状態を測定しました。人の脳は幸福感を感じると前頭前皮質の「左側」が活性化し、$α$波が発生するのですが、瞑想中に取られたマシューの脳データは、誰よりも幸福な状態を示していたのです。

瞑想中のマシューの脳は、他者への思いやりであふれている状態でした。**脳とは、誰かを思いやることでもっとも幸せを感じる臓器だったのです。**

グーグルにはもともと、社員が利己的になることなくお互いを認め合う、社会貢献意識が強い風土があります。チャディーは思いやりの気持ちをさらに仕事へも還元できるよう、ＳＩＹプログラムを組み立てました。プログラムを進めることで脳を休ませる方法を身につけ、違いを持つ他者を認められるようになり、さらには自分を正しく認めることができるようになるように、です。

瞑想は、いまやアメリカのビジネスシーンにおいてなくてはならないツールになっています。

グーグル以外でも、アップル、シスコ、フェイスブックなど世界中で知られる企業が次々に導入しています。すでに大きな効果も確認されており、全社で瞑想を導入した保険会社大手のエトナでは、社員のストレス値が1／3になり、生産性が大幅に向上したそうです。

もちろん、結果のすべてが瞑想によるものであるとは断言できません。しかし、スタッフが瞑想を始めてからは企業全体の医療費が大幅に減り、一人あたりの生産性が年間約3000ドルも高まる結果となったのです。

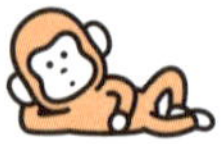

## 瞑想で「疲れにくい脳」に変化させる

冒頭で、脳は疲れやすい臓器であることをお伝えしましたが、ケア次第では疲れにくい脳に変化させることも可能です。**脳が自ら変わろうとすることを、専門用語で「脳の可塑性」とよびます。**

マサチューセッツ大学教授、ジョン・カバットジンらのグループによって２００５年および２０１１年に行われた研究によると、マインドフルネス・ストレス低減法（MBSR:Mindfulness-Based Stress Reduction）を８週間実践したところ、大脳皮質の厚さが増すとの結果が出ました。

大脳皮質は厚さ数㎜の石灰質でできていて、いわゆる「脳のシワ」の部分にあたります。左右の脳を覆っている部分をすべて広げた面積は約２２００㎠。これは、新聞紙１ページの面積とほぼ同じ広さです。

すべての感覚情報がこの部分に送られるため、認知における大切な場所ですが、加齢によって少しずつ大脳皮質の厚さは薄くなっていきます。つまり、この研究結果は、年齢を重ねて失われたはずの脳機能が以前よりも高まったことを意味します。

さらに、老化による脳萎縮に対しても効果があったと報告がありました。

瞑想は、脳の容量だけでなく、脳内のつながりも変化させることがわかっています。瞑想を繰り返している人は、後帯状皮質や背側前帯状皮質、背外側前頭前野の連結が増すことも判明しています。

前帯状皮質や後帯状皮質は、感情を発生させることやその処理、学習と記憶をつかさどる部分で、呼吸器の動きにも密接に関係しています。前頭前野は、短期記憶を保存したり、時系列での記憶を行う場所です。瞑想によって、これらの部分の連結が増すことが判明しています。つまり、ただ瞑想をするだけで、誰でも簡単に脳のはたらきがコントロールできるようになるのです。

**脳が抱えるすべてのストレスは、私たちが過去や未来に捉われていることから生まれます。**「あのとき、ああしていればよかった」「明日のプレゼンが失敗したらどうしよう」といった、「いま、ここ」ではない過去の失敗や、すでに終わったことを気に病んだり、まだ起きてもいないことがらを不安に感じるからこそ、疲労を生じさせるノイズとなってしまうのです。

過去の記憶や失敗などに捉われないように心がけている人は多くいますが、未来へ

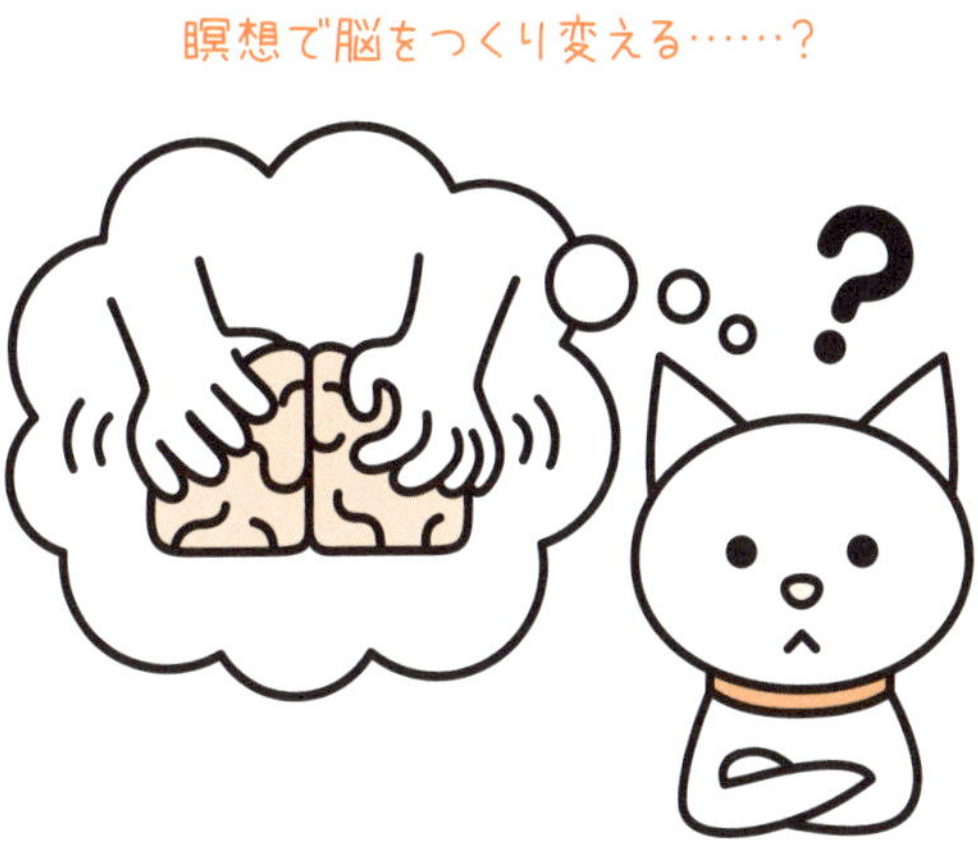


の不安に苛まれている人は「いまここ」ではなく、まだ訪れていない未来に怯えて生きていることになります。**瞑想は考え方から、脳をつくり変えることができます。**疲れやストレスへの反応を含めた、物事の捉え方そのものが変わります。

たとえば、こう考えてみてください。どんなに頑張っても、ストレスそのものを完全にゼロにすることはできません。だからこそ、理屈でストレスを抑えようとするのではなく、「ストレスはあって当然」と理解したうえで、感情に負担をかけないように変化させていくのです。

何か原因があって怒りや不安などを感じることがあったら、「自分は○○があったから、怒り（不安）を感じたんだな」と、第三者目線で冷静に観察します。もしも落ち着いて考えることができないほど感情が不安定であったなら、そのときには瞑想をしてください。

気持ちが乱れた原因やなぜそうなってしまったのかを事実として理解できれば、感情への負担ははるかに軽くなるはずです。

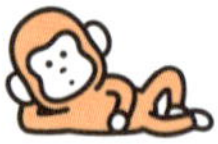

## 休息している間も脳ははたらいている

脳は眠っているときも、ぼーっとしているときも、常に活動している臓器です。

以前は、睡眠中など、何もしていないときに脳は休んでいると考えられていました。

しかし、研究が進んだ現在、無意識の状態では「仕事をする」「料理をする」など意識的に脳を使うときに比べ、エネルギーを20倍も使っていることがわかりました。

デフォルト・モード・ネットワーク（DMN）とは？

内側前頭前野、後帯状皮質、楔前部、下頭小葉
などから構成される脳の回路

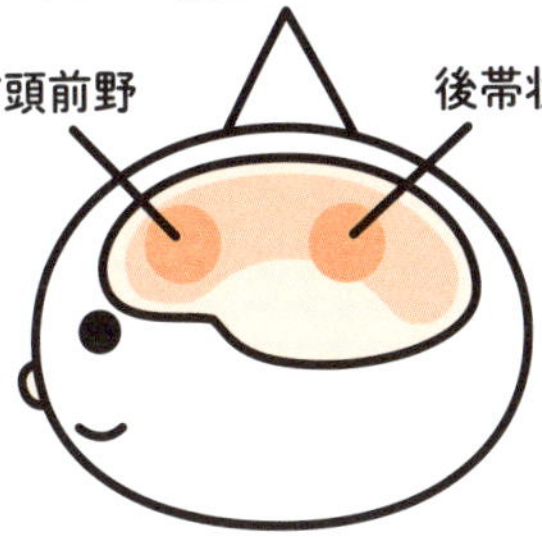


特徴1 何もせず、ぼんやりしているときも働く

特徴2 脳の消費エネルギーの60〜80%を占める

**この活動は「デフォルト・モード・ネットワーク（DMN）」と呼ばれる、複数の領域で構成されるネットワーク内で行われます。**

DMNは内側前頭前野、後帯状皮質、楔前部、下頭小葉などを指し、無意識下で脳が活動している状態を表します。信号で一時停止をしている車のように、「脳のアイドリング中」と考えるとわかりやすいですね。

アーティストがよく「移動中の車内や、入浴中に曲のアイデアが浮かぶ」と話すのは、特定の活動に集中していないことで、DMNが活性化しているからです。

DMNが活性化することで記憶や思考がまとまり、過去の経験も整理され、脳内で情

報を組み立てやすい状態がつくられます。

つまり、瞑想は、たえまなく湧き上がる雑念を抑え、DMNの状態へスムーズに移行するきっかけを作ることになります。さらに、瞑想によってよけいなことを考えないクセをつけることで、そのぶん脳のスペースを、もっと重要なことに回すことができるようになります。

そうして浮いたリソースを仕事へ向けることで、途切れがちだった集中力も維持され効率アップが可能になるのです。

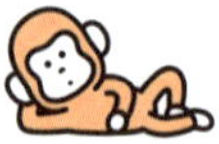

# 眠ることで記憶を定着させる

あまり知られていないことですが、眠っている間も、脳は休むことなくはたらき続

レム睡眠は、記憶に索引をつける作業

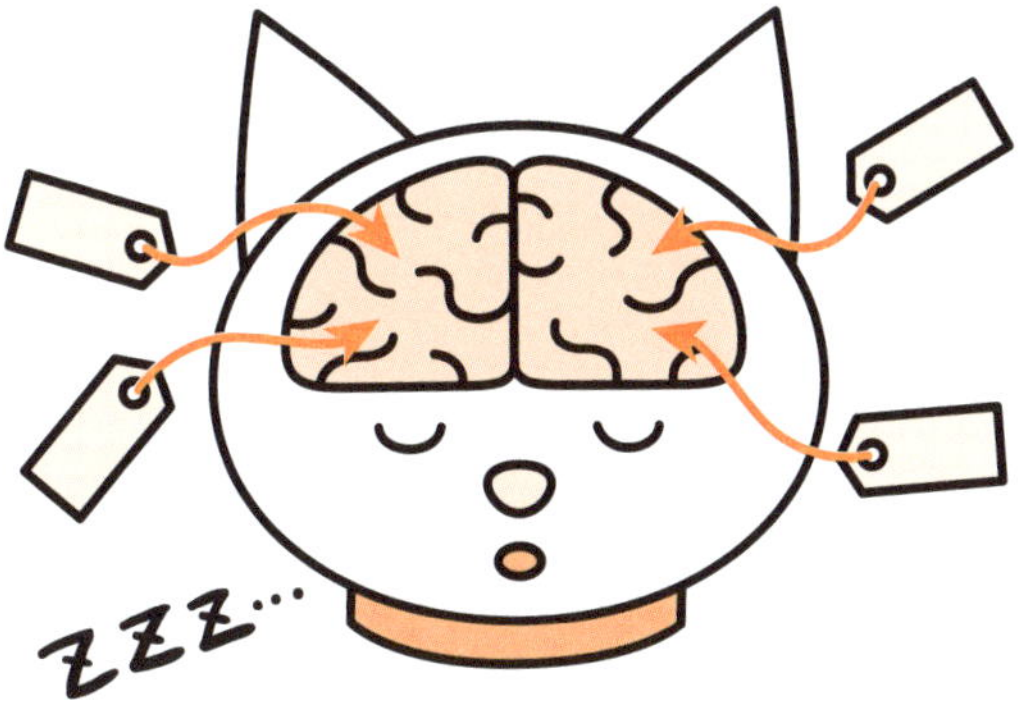


けています。新しく入る情報や考えごとがないはずの睡眠中に、いったい何が起きているのでしょうか。

睡眠には、疲労を回復させるだけでなく、脳が日中に学習や経験を通して得た記憶を定着させることを助けてくれるはたらきがあります。記憶そのものはレム睡眠（非熟睡）・ノンレム睡眠（熟睡）によって固定され、レム睡眠時には、それまでの記憶に新しい記憶を紐づけ、次回に記憶を思い出す必要があった際にスムーズに引き出せるよう、索引をつける作業がなされているのです。

脳がこのような働きをしているからこそ、仕事や勉強が終わらないからといって、徹夜で取り組むことはおすすめできません。睡眠不足のときにぼんやりして頭が回らないときには、昨日の記憶すらちゃんと定着できていない状態といえるからです。

レム睡眠とノンレム睡眠では、異なるはたらきがあります。

深いノンレム睡眠（睡眠全体の前半部分に多い）では、「嫌な記憶」を消去する働きをします。横になったばかりのときにしっかり眠ることができないと、昼間に体験した嫌な記憶を忘れることができず、翌日もそのまま引きずることになります。

ですから、上司に叱られたり仕事でミスをした日ほど、いつもより早くベッドに向かうことが、翌日もマイナスの気持ちを引きずらずに気分を切り替える秘訣なのです。

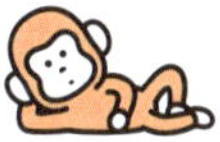

# 「眠りのゴールデンタイム」について わかってきたこと

女性の方は特に、「睡眠時間のゴールデンタイム」について耳にした経験があるかもしれません。

**睡眠のゴールデンタイムとは、夜の10時から深夜2時までのことで、この時間に就寝していることとよい質の眠りが得られ、肌や健康にも良いといわれてきた時間帯のことです。**

美容関連の雑誌などでは、長く「シンデレラタイム」とよばれていました。一説では、この時間に眠れば新陳代謝が活発になり、体を維持するためのメラトニンと呼ばれる成長ホルモンが出やすいと言われていましたが、最近では「医学的に根拠のある話ではない」と否定されています。

**メラトニンは、脳の下垂体から分泌される重要なホルモンの一種ですが、睡眠開始の時間に関わらず分泌されることが確認されています。**いままでは眠り始める時間よりも、睡眠の質を上げるほうが大切だと判明しているほどです。

昔の人はいまと違って会社の終業時間も早く、夜10時ごろには眠ることができたので、その時間に合わせてこのような表現になったようです。

ちなみに、メラトニンは脂肪を分解する性質も持っています。睡眠不足が続くと太りやすくなり、メタボリックシンドロームになる危険性もありますので、十分に気をつける必要があります。

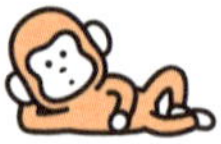

# 「脳のデトックス」で疲れを流す

睡眠中は脳脊髄液によって、脳の老廃物の分解も行われます。

眠っているマウスの脳を観察したところ、「脳の洗浄液」と呼ばれる脳脊髄液が、起床時よりも多く取り込まれていました。この脳脊髄液は、「アミロイドβタンパク質」とよばれる脳の疲労物質を洗い流す働きがあります。

アミロイドβタンパク質は、アルツハイマー型認知症患者の脳にたまる物質としても知られています。ですから、認知症を予防する意味でも、忙しくても睡眠時間は必ず確保すべきです。

さらに不思議なことに、アルツハイマー型認知症を患う患者の脳では、ＤＭＮの動きが低下しています。まだ仮説段階ではありますが、ＤＭＮを使いすぎてしまったことで、脳の耐久年数を超えてしまったのではないかと考えられます。

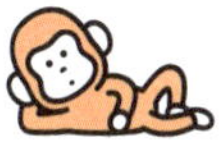

## 働きすぎが脳の疲れとして表れる

朝から晩まで働いてヘトヘトになっているとき、私たちは「疲れた……」と感じます。行動量や思考力が鈍る、全身のだるさを感じて集中できなくなる、ささいなことでイライラする……といった身体症状で気づく方も多いでしょう。

これらの症状は、おもに体を動かしたために生じるものに思えます。しかし実際には、疲れを感じる原因は脳にあることが分かっています。

**たとえ体を動かしたことで起こる疲労であったとしても、「疲れた」と感じるのは脳そのものなのです。**ときには実際に体にかかった負担以上に、脳が疲れを認識してしまっている場合すらあります。

まず、人はどのように疲労を感じるのか、確認してみましょう。

**先に結論をお伝えすると、「疲れは自律神経の消耗が9割」です。**

自律神経とは、呼吸や発汗、血液循環、消化吸収など生きるために必要な機能を自動的に整えるしくみで、「交感神経」と「副交換神経」の二つの神経からなっています。

交感神経は、おもに日中活発に動いているときに働きます。仕事中や緊張しているとき、集中しているとき、怒りやストレスを感じたときにより働きが強くなる神経です。「闘争神経」ともよばれ、緊張やストレスが強くなる場面では心拍数や血圧を上げ、アドレナリンを分泌させる役割を担っています。

一方、副交感神経は夕方から夜間に分泌され、体を休めるはたらきを持ちます。眠る前や入浴中、好きな音楽を聴いてリラックスしているときに心拍数や体温を下げ、おだやかな気持ちにさせてくれる神経です。

交感神経と副交換神経は、場面ごとに優位性が入れかわりながら、24時間365日、身体中に影響をおよぼしています。**さほど体を動かしていなくても疲れを感じるのは、体力が落ちているからではなく、交感神経と副交換神経が一日はたらき続けたことで消耗しているからなのです。**

これらの神経を統率しコントロールしている場所が「脳」です。つまり、私たちが疲れを感じているときには、脳が思考だけでなく体も制御しきれなくなっている状態を表しているというわけです。

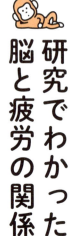

# 研究でわかった脳と疲労の関係性

疲労に関する医学的な研究は、まだあまり進んでいるとはいえません。しかし、アメリカを中心として運動やヨガ、脳の背外側前頭前野に磁気刺激を与えるＴＭＳ磁気療法、ビタミン剤や抗うつ剤、抗不安薬などの薬物治療、瞑想、認知行動療法に疲労回復効果が確認されています。認知行動療法では、カウンセリングや医師との会話を通して、自分が持つ疲労の捉え方を変える試みを行います。

重度の疲労感を持つ慢性疲労症候群の患者さんを対象にしたメタ解析（さまざまな研究の結果を統合し、解析を行うこと）では、疲労感覚の改善に対し、「運動指導と同じくらいカウンセリングが有効」との結果が出たそうです。女性に多い線維筋痛症や多発性硬化症など、患者さんの抱える強い疲労感に対して、うつ病の治療法である左前頭葉へのＴＭＳ磁気治療が効果をあげたとの報告もあります。

グラスゴー大学のロバート・シンプソンによって２０１４年に行われたメタ解析では、瞑想によって多発性硬化症患者さんの疲労感が改善した事例も紹介されています。

これらの調査結果からも、「体の疲れは脳が感じているもの」としてアプローチすることが重要といえます。もちろん休息や食事、良質な睡眠も大切なのはいうまでもありません。

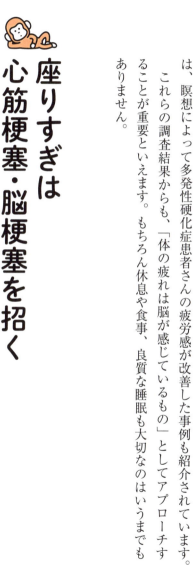

## 座りすぎは心筋梗塞・脳梗塞を招く

「座って仕事をしている人は、それだけで心筋梗塞や脳梗塞になる可能性が高くなる」という、衝撃的な調査結果が出ています。

２０１０年にサウスカロライナ大学運動科学部のスティーブン・ブレア教授らが行った調査によると、８０００人の健康な男性を21年間にわたり追跡したところ、仕事やTV視聴、移動時間など、座っている時間が長ければ長いほど心臓病による死亡リスクが高いことがわかりました。

「長時間のデスクワークが原因なら、仕事の後にジムに行けばいい」と思われるかもしれません。しかし、この調査結果では、たとえ運動時間を増やしたとしても、一日のうちで座っている時間が長ければリスクは変わらないという、恐ろしい結果が出ています。


そのほかにも、「座りすぎ」は歩行速度を保つ機能的体力や、脳の認知機能にも悪影響を及ぼすことが判明しています。

平日における日本人成人の平均的な総座位時間は、一日あたり8~9時間といわれています。これは世界20か国の成人を対象にした国際比較研究において、サウジアラビアと並んで最長であることがわかっています。

**日本人が座っている時間が長くなりがちな原因のひとつに、残業時間の多さが挙げられます。**在社中の残業時間は92・3分と、他の先進諸国に比べて非常に長く、米国やフランスと比べると約3倍にも及んでいます。この残業時間の多さが、デスクワー

## 日本人は残業がお好き……

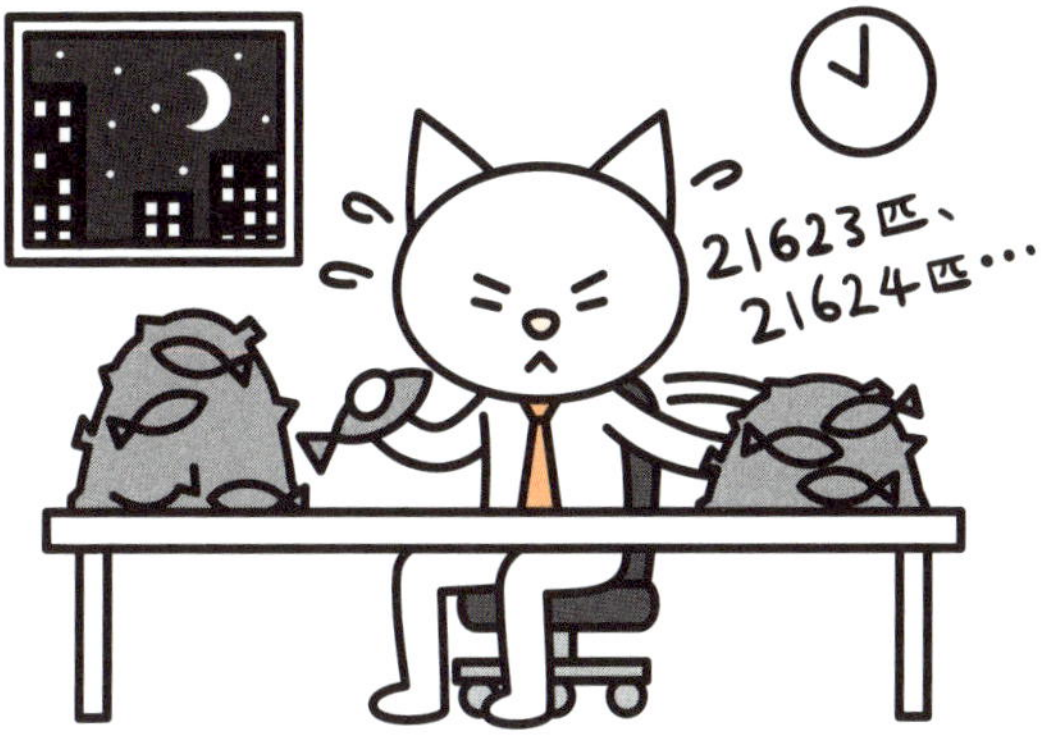


ク時間の延長に拍車をかけているといえるでしょう。

座りっぱなしがもたらす影響に関する調査は、ほかにもあります。

２０１２年、シドニー大学のエイドリアン・バウマン教授らは、22万人を3年間にわたり調査しました。その結果、「一日あたり合計11時間以上座っている人は、どれだけ運動をしていても、3年以内に死亡するリスクがそうでない人より40％高い」という驚きの結果が判明したのです。

また、一日に合計して8～11時間座っている人は、座る時間が4時間以下の人に比べ、死亡するリスクが15％も高いとの結果が出ています。

デスクワークの会社員であれば勤務時間内の8時間の多くは座っているでしょうし、残業や通勤の時間を含めると、11時間はほぼ確実に超えてしまうでしょう。

国内でも、企業によっては社員の座りっぱなしを防ぐため、立ったまま仕事をすることが可能な昇降式デスクを取り入れている企業もありますが、何らかの対策がとられている国内企業はまだ少数派だと思います。

個人でできる対策としては、脳の疲れをためずに仕事を効率化し、できるだけ残業時間を増やさない（座りっぱなしの時間を減らす）。通勤に電車を使うのであれば座らずに立った状態で読書をするか、後ほどご紹介する通勤中にもできる瞑想時間に充てたほうがよさそうです。

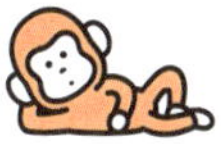

# アクティブレスト（能動的休息）とパッシブレスト（受動的休息）

「休養」を大辞林でひくと、「仕事などを休んで体力・気力を養うこと」と出ます。

また別の辞書では、「精神的もしくは肉体的もしくはその両方から回復するために、労働などを休止すること」とあります。

かつて、休息とは何もせずに横になるなどして体を休めることを意味しました。このような休養は、パッシブレスト（受動的休養）と呼ばれます。

ところが近年、欧米などを中心にスポーツ選手の休息方法として「アクティブレスト（能動的休養）」が取り入れられるようになってきています。**体を完全に休めて休養を取るよりも、あえて軽い負荷をかけ体を動かすことで新陳代謝をうながし、疲労回復に働きかけることが目的です。**

マラソン選手がコースを走りきった後、クールダウンを兼ねてジョギングする姿を見かけたことがありませんか。アクティブレストは、ふだんからスポーツをしている人だけではなく、ビジネスパーソンなど体を動かす習慣がない人にこそ、効果的な疲労回復方法なのです。

ウォーキングや水泳などで軽めに体を動かすことで全身の血行がよくなり、こわばった筋肉がしなやかに動かされ、血液循環が進み疲労回復につながるというわけです。

休息が目的であれば、運動は強度のあまり強くないものが向いています。少し汗ばむくらいの早足ウォーキングや、スローペースのジョギングもおすすめです。「運動によって脳が変わる」という研究結果さえ存在します。

平均60代後半の人たちに40分間の有酸素運動（早足のウォーキング）を1年続けてもらったところ、記憶をつかさどる海馬の容積が2％増えたとの結果が出ました。これは、運動によって何歳からでも脳が若返り、機能が向上する可能性があることを意味します。

平日に仕事で忙しくジムなどに行く時間が取れなくても、休日を寝て過ごさずに軽

休日でも、あえて動くのがベター！

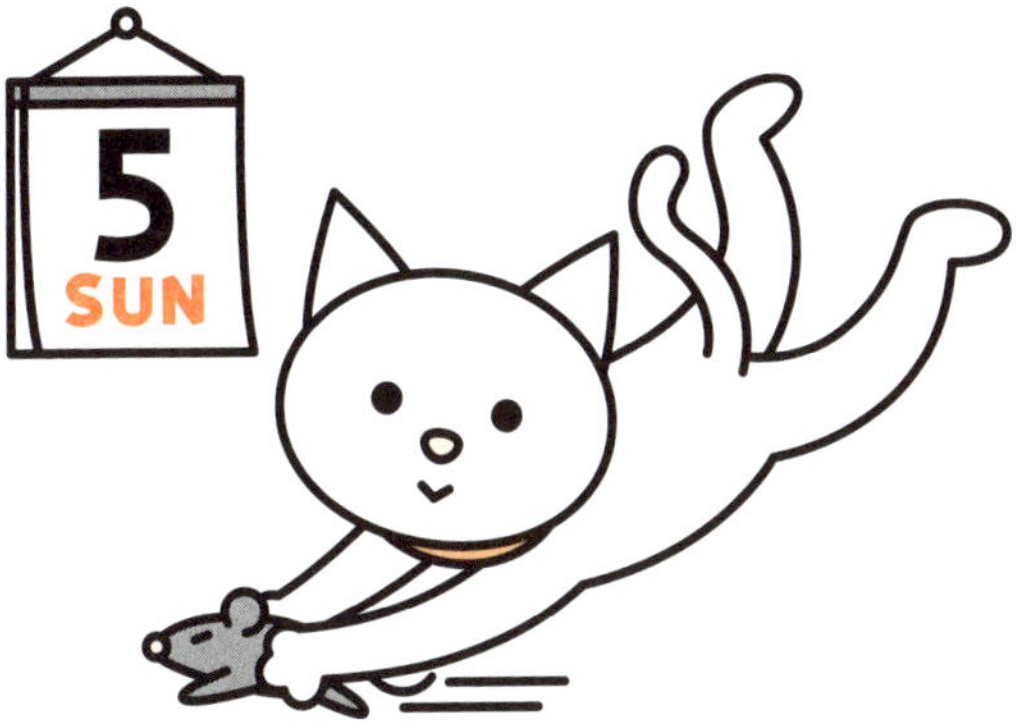


い運動をすることで疲れがとれ、休日そのものを楽しめるようになります。

私も、「休日はできるだけアクティブレストに充てる」と決めているので、ジムに行ったり人に会ったりして、動いて過ごすようにしています。体調が悪くなるほど疲れているときは別ですが、若干疲れを自覚していても、あえて動くことで休日スイッチに切り替わる気がするのです。

だらだらとベッドで過ごしていると時間がもったいないですし、かえって仕事の疲れを引きずってしまう気がします。休日に寝すぎてかえって疲れが取れないまま月曜日を迎えてしまった、という経験は誰でもあるはずです。

会社員の権利であるはずの有給休暇も、日本では取りにくく、欧米の企業では逆に必ずとるべきものとされているのは、もはや常識ですね。欧米では、働き続けるとかえって効率が落ち、会社のためにならないと経営陣がしっかり認識しているからです。**欧米のビジネスパーソンは、旅先などでもダラダラせず、さまざまなアクティビティに参加し、休暇を存分に楽しみます。**「攻めの休息」があることで、脳はアクティブなままリフレッシュできます。スローダウンすると走り出すのに時間がかかりますが、アクティブレストからであれば、業務へもすみやかに復帰が可能、というわけです。

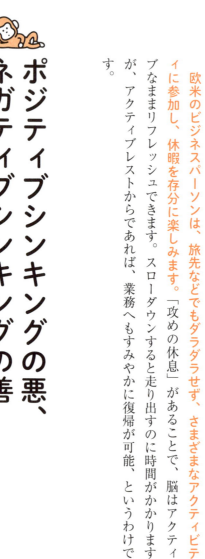

## ポジティブシンキングの悪、ネガティブシンキングの善

一般的に、ポジティブシンキングはとてもいいことだと考えられていますね。

落ち込んだとき、根アカな友人から「ポジティブに行こうよ」などと声をかけられたことがある人もいるでしょう。自分がネガティブシンキングタイプだと自覚している人は、「そう簡単に思い込めたら苦労しないよ……」と、「何とかなるって！」が口グセの人を羨ましく感じることがあるようです。

でも、ちょっと待ってください。失敗や悩みごとがあっても問題を見なかったことにして、力強く歩き出してしまうのは、本当にいいことなのでしょうか？

見ないふりをすることで、とりあえずはうまく行くこともあるでしょう。それでも失敗の原因はそこにあるわけですから、いつかはツケが自分に降りかかってくるはずです。「次はうまくいく！」と思い込むことは、好きな人にフラれてしまったときなど、ショックを一時的に癒やすには有効かもしれません。しかし、「フラれた」「ミスをした」嫌な気持ちを押し殺したままにしていては、当然ですがなんの解決にもならないのです。

**問題を認識しているのに対処しないのは、「問題」や「現実」を感情のゴミ箱に捨**

**ててフタをしているのと同じ。すでに報われない恋愛ならともかく、仕事や日常に関することはそのままにしてはいけません。**大切なのは目標を達成すること。次回は失敗しないよう、対処法を考えてやりとげることです。

すでに起きてしまった失敗は、考え方を変えても取り戻すことはできません。けれども、捉えかたを変えることで反省し、次回に生かすことができるはずです。

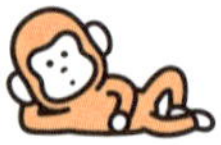

## ネガティブシンキングは成功の源

ネガティブシンキングの人は、ものごとを始める前から「失敗したらどうしよう」と悩み、もしも失敗したら「やっぱり○○がいけなかったんだ」と、また自分を責めます。悩みすぎて前に進めないのは困りものですが、事前に問題点を洗い出せるのはネガティブシンキングの人が持つ素晴らしい「長所」なのです。

仕事をしていると、どれだけ注意をしていてもミスをしてしまうことはあります。立場によっては、自分のミスでなくても責任を持たなくてはいけないことだってあるでしょう。そのときに必要なのは、ただ気持ちを穏やかにさせることではなく、「逃げずに問題に向き合う」ことです。

**そんなことを友人と話しているときに出てきたのが、「ネガティブ・アグレッシブ」という言葉でした。**「ネガティブな思考を持ちつつも、後退せずアグレッシブであれ」という意味の、私の造語です。

私を含め、医療関係者は、ネガティブシンキングで心配性な人たちの集まりです。よく考えてみれば当たり前なのですが、手術をするときに「この手術は、何があってもきっとうまくいく♫」などと、楽観的に考えることはありえません。

何時間もかかる難手術でも成功させることができるのは、「もしかしたら、こんな事態が起こるかもしれない」と先にあらゆるマイナスの可能性を考え、万が一実際にそのことが起きたとしても対応できるように準備を万全にしておくからです。

ですから、外科医にとってはもちろん、みなさんにとってもネガティブに物事を考えるのは決して悪いことではありません。**真のネガティブシンカーとは、一見うまくいっているように見える状況でもしっかりとものごとを見据え続け、隠れた問題点を発見できる能力の持ち主です。**きっと仕事でミスをして失敗した経験に対しても、二度と同じ失敗をしないように環境を整えて挑むことでしょう。

逆に「何があってもきっとうまくいく！」と考えるポジティブシンキングの人は、「臭いものにフタをする力」があるといえるかもしれません。

短期的に見るならば、ポジティブに捉えた方が前に進めます。前向きな人は明るく楽しい雰囲気づくりがうまいので、周りで見ていても安心しやすいのは確かです。けれども、フタをしてしまった事実が重要なことであればあるほど、のちのち大きな問題となって自分の首をしめてしまうことがあるのではないでしょうか。

私が知るかぎり、成功者のほとんどは、いつも何かしら不安を抱えているネガティブシンカーです。心配性のあまりいつも最初の一歩が踏み出せない人がいたとしたら、焦らなくていいのでゆっくり準備をしながら、一歩目を踏み出してもらえたらと思います。正しいネガティブシンキングの先には、高い確率で成功が待っているのですから。

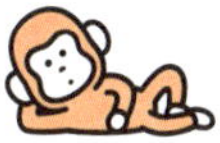

# ギャンブルやアルコールでは脳は休まらない

仕事をした後は気が張っているので、お酒を飲まないとリラックスできない……。よく聞く言葉ではありますが、これは医学的に見ると正解とはいえません。

お酒を飲むと、脳の報酬系（欲求が満たされたときに活性化して、快感を与える神経）から神経伝達物質のドーパミンが分泌されます。これは快楽や喜びを感じたときに分泌され、満足感を与えてくれる物質です。

依存性のあるものでは、脳は休まらない

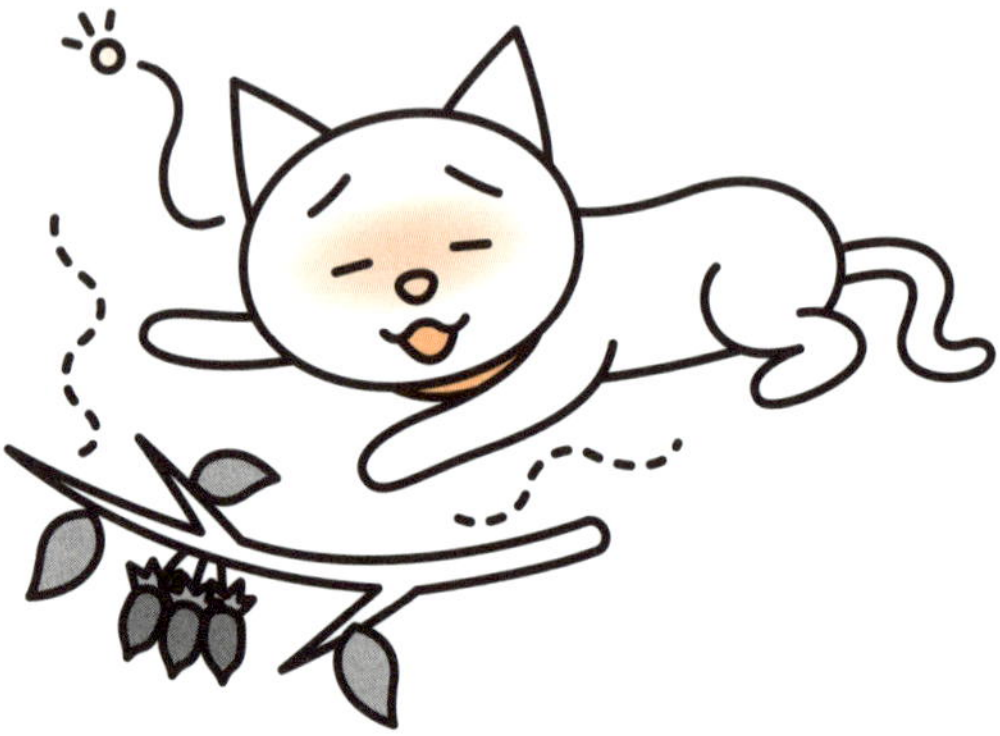

**意外に思えますが、飲酒をしてふんわりと気持ちが軽くなるのは、リラックスしているからではなく、気持ちが高ぶっているためです。**ゲームなどで勝負に勝って一時的にハッピーな気分になるとき、その感情はドーパミンによって作られています。その性質から、ドーパミンは「快楽ホルモン」ともよばれています。

タバコやギャンブルなど、あらゆる依存性のあるものにはドーパミンが関係しています。ドーパミンは脳を活性化し興奮させるため、睡眠の妨げになります。酔っていると緊張がとけて眠りやすく感じるのは、アルコールの効果で脳が麻痺しているだけのこと。つまり、脳の機能を一時的にOFFにして感じないようにしている状態なので、体はストレスを抱えて緊張したままということになります。

気が抜けないプロジェクトに参加していて、とにかく一日だけ気分転換したい！ということであれば、寝る前の飲酒もいいかもしれません。しかし日常的に「ストレスがたまるから、飲まないとやっていられない！」のは、休息ではなく単なる現実逃避です。

ここではお酒を例にとりましたが、気晴らしにパチンコなどのギャンブルをするのも同じこと。気分が休まっている感覚があるかもしれませんが、その間はストレスへの感覚が麻痺しているだけなのです。

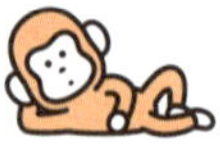

# 寝酒をすると、かえって寝つきが悪くなる？

ナイトキャップとして寝酒を習慣にしている方にも、お伝えしておきたいことがあります。寝る前にお酒を飲むと、たしかに入眠がスムーズになります。けれどもそれは一瞬のことで、睡眠自体の質はかえって悪くなってしまうのです。

睡眠は90分をひとつのサイクルとして、レム睡眠とノンレム睡眠が繰り返されます。睡眠に入った直後から3時間ほどが一番眠りが深く、良質な睡眠時間になります。

このときアルコールが体内にあると、交感神経が優位になって脳が覚醒し、ぐっすり眠れないという事態が起こります。たくさんのお酒を飲んだ場合には、利尿作用によってトイレに行くために起きてしまうこともあるでしょう。

お酒を飲んで眠った人の睡眠状態を調べると、眠りが浅く、ひんぱんに覚醒を繰り返すために深い睡眠が取れないことがわかっています。お酒を楽しむ場合には量をほどほどに、眠る3時間前までに切り上げておきたいところです。

私もお酒の場は好きですし、アルコールも人並みにたしなみます。しかし、人とのつながりとその「場」を大切にする意味でも、自分でルールを作り、適正量を超えて飲みすぎないよう、注意しながら楽しむようにしています。

## まとめ 0

- 疲れとは、加齢による物理的な筋肉量低下と、脳疲労が原因で起きる
- 現時点で「疲れやすい脳タイプ」でも、「疲れにくい脳」に作り変えることが可能
- 日常生活では睡眠中もふくめて、脳が完全に休まる瞬間は存在しない
- 瞑想によって、脳を生まれ変わらせる
- よく眠ると、記憶が定着する
- 「睡眠時間のゴールデンタイム」は存在しない
- 座りすぎは心筋梗塞・脳梗塞の原因になる
- 働き盛りこそ、休日を寝て過ごさずにアクティブレスト（能動的休養）で活気を取りもどすべき
- ネガティブシンキングこそ、成功者に共通する法則
- 実はアルコールを口にしても、ストレスは発散できていない

Lecture

# 1

# 不調の原因は「脳」にあり

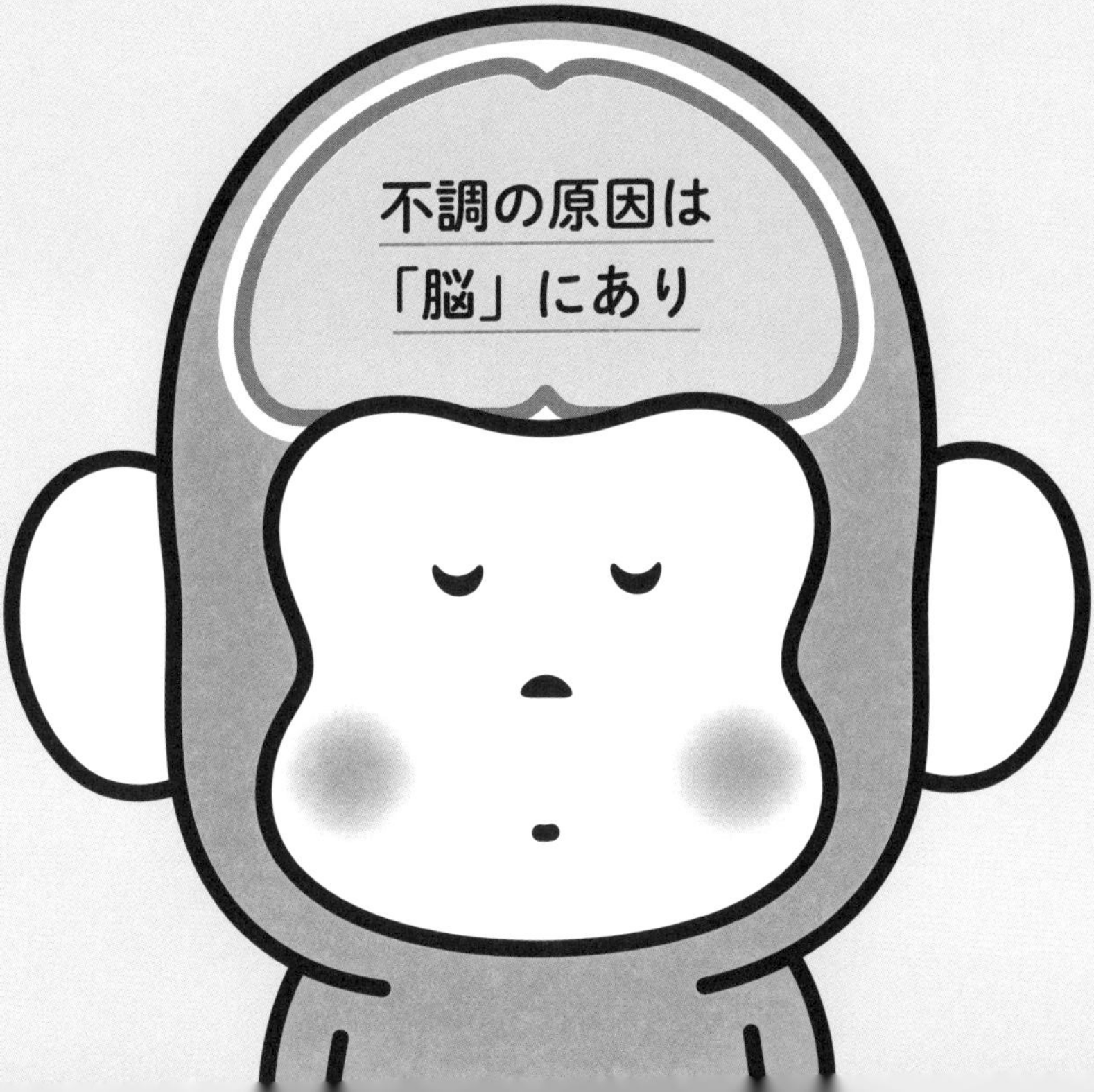

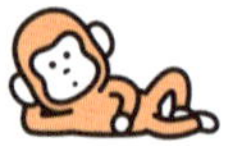

# 認知症の種類

どんなに健康に気をつけていたとしても、認知症を患ってしまうと、予定通りの人生を送ることは難しくなってしまいます。特に働きざかりの世代で若年性認知症になってしまうと、旅行などでのんびり過ごそうとしていた老後すら、実現できない可能性も出てきます。

認知症の原因疾患は悪性腫瘍や感染症など、脳以外の身体疾患が原因で起きる認知症も合わせると、１００を超えます。ですから、完全に予防するのは難しいと言わざるをえません。

しかし、認知症の多くは、脳の病気である「アルツハイマー型認知症」と「脳血管性認知症」がほとんどです。認知症の90%をこの二大疾患が占めています。

もっとも多いとされるのが、アルツハイマー型認知症です。

前の章でお話しした、「アミロイドβタンパク」とよばれる異常なタンパク質のカタマリが脳内にたまってしまうことが、原因のひとつとされています。アミロイドβタンパクが脳全体に蓄積することで、健常な神経細胞であっても、通常の老化以上に脳のはたらきが低下してしまいます。それによって脳萎縮も進行していきますが、なぜこのタンパクが脳にたまり出すのかは、まだよくわかっていません。

脳血管性認知症の原因は、脳梗塞や脳出血など、脳の血管障害です。

脳梗塞は脳の血管が血栓によってふさがれ血流がとだえること、脳出血は脳の血管が破れて出血することで起こります。このような障害によって脳に向かう血液の量が少なくなると、脳は酸素不足となり、ダメージを受けます。

脳が影響を受けた場所によって症状は異なりますが、めまい、しびれ、言語障害、麻痺、感情失禁（感情の抑えがきかなくなる状態）、知的能力の低下、判断力の低下が症状として表れることが多いようです。

30代以下の若い世代でも、ろれつが回らないのを心配に思って受診したら脳梗塞で、言語障害や麻痺が残ってしまったという話をよく聞きます。そのため、脳の血管障害には一刻も早い対応が求められます。体の左右で感覚や体感温度が異なるなどの特徴があるため、ささいなことでも気になることがあれば、一刻も早く病院に行くことをおすすめします。

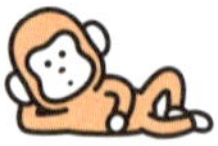

## 物忘れと認知症

40歳を超えたあたりから、疲れだけでなく、「なんだか忘れっぽくなってきた」と感じる方が増えるようです。

私のクリニックには平均して一日で60~70人、多いときでは１００人を超える患者さんがいらっしゃいますが、最近では性別を問わず、働きざかりの人でも「物忘れが気になる」と受診される方が増えてきました。

「よくテレビで見かける俳優の名前をど忘れするようになった」

「大事なものをどこにしまったか忘れてしまう」
など、若くして「認知症の可能性があるのでは……」と、不安を抱えてお越しにな
るようです。

結論からお話ししますと、これらの症状については、基本的に心配ありません。そ
れはよくある「物忘れ」で、認知症とはまったく別のものとして区別されています。
年齢を重ねてくると、物忘れは大なり小なり表れてくるものです。いまは携帯電話
やインターネットなど記憶・検索機能を持ったツールが増えているため、一定の脳機
能を使わなくなったことによる物忘れも増えているようです。
では、「認知症」と「物忘れ」の明確な違いはどこにあるのでしょうか?

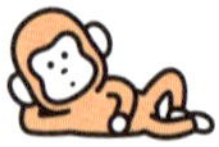

# 認知症のおもな症状

- 出来事自体を忘れる……俳優や女優の名前だけでなく、ドラマを見たこと、TVを見ていた事実そのものをそっくり忘れてしまいます。高齢の方の場合、食後であるにもかかわらず、「食事をすませていない」と訴えることで、ご家族が認知症に気づくことがあります。

- 物忘れの自覚がない……大切なことを忘れてしまっても、「忘れている」という自覚を持てなくなります。たとえば、約束をしていても、約束した内容ではなく、約束をした事実そのものを忘れてしまうのです。

- 季節や方向の感覚がなくなる……今日が何曜日かすぐに出てこない程度であれば、正常の範囲内です。認知症になると、夏でも冬服を着てしまうなど、季節の認識がなくなってしまうことがあります。また慣れている場所のはずなのに、方向感覚を失ってしまい自宅に戻れなくなることもあります。

- つくり話をする……自分の判断が正しいことを取り繕おうとして、現実的にありえない言い訳をすることが増えます。

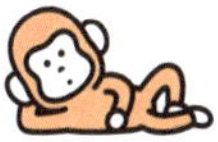

## 若年性認知症とは

「若年」とは18歳から64歳までを指す言葉ですが、介護保険では40歳から64歳までを指します。実際に診察をしていても、そのあたりの年代の方が「自分は認知症ではないか」と不安を覚えるケースが多いようです。

## そんな約束、したっけ……と感じたら、要注意

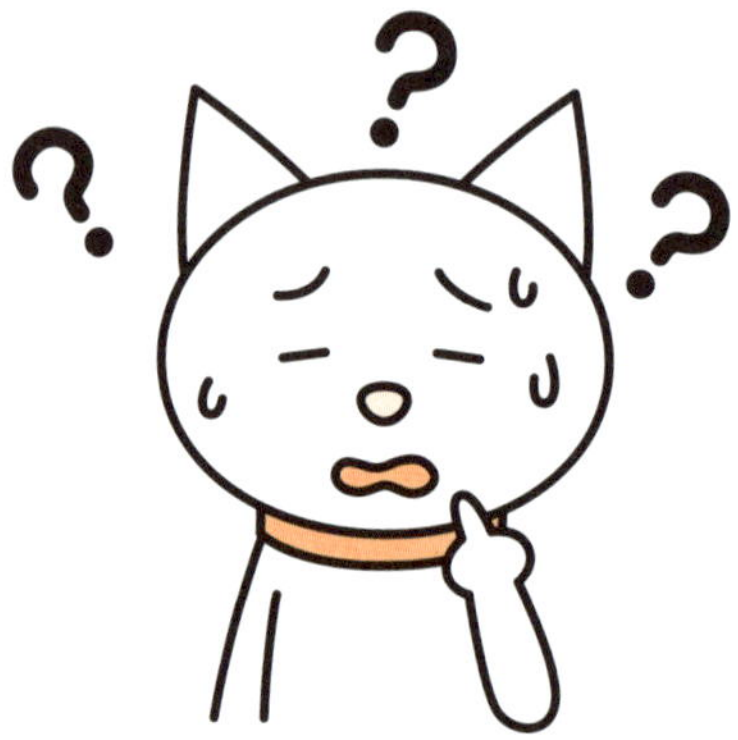

厚生労働省によると、2009年に発表した調査結果では、若年性認知症患者数は当時で推計約3万8000人。女性よりも男性の方が多く、発病年齢は平均で約51歳とされています。

若年性認知症では発見のきっかけとして、仕事やプライベートで大事な約束を忘れてしまうことがあげられます。約束したこと自体を忘れてしまうため、指摘されても思い出すことができません。

女性の場合には、料理が得意だったのに手順が覚えられなくなったり、砂糖や塩など、調味料の使用用途がわからなくなってしまうことも。ですから、甘くしようとして塩を入れてしまうようなことも起こります。いくつ

もの手順を並行して行う、マルチタスクができなくなってしまうのも大きな特徴です。

若年性認知症は、発症年齢が若いぶん、通常の認知症よりも進行が早い傾向があります。現在の医学では進行してしまった認知症を根治することはできませんが、症状の進行を遅らせることは可能です。この病気の場合、患者本人が気づくことは難しいため、家族や同僚、日頃から接点のある友人が変化に気づき、治療をすすめるしかありません。

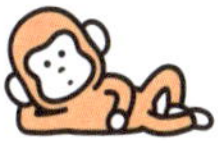

## 仕事人間は認知症になりやすい

**意外に思えますが、寝食を忘れるほどバリバリ仕事をしてきた人ほど、認知症になりやすい傾向があります。**理由はシンプル。仕事に全力投球だったぶん、定年を迎えたとたんに会社にいた時間が丸ごと余ってしまうのです。

父親より上の世代は台所に立ったことがない人も多く、家にいてもすることがありません。頼みの綱の奥さんにはすでに地域の友人がいることが多く、日中は必然的にひとりぼっちになってしまいます。

会社員時代から休日も仕事に追われるような生活をしていると、引退してからの人生が熟年離婚などで、ひとりぼっちになってしまうかもしれません。その結果、脳の力が低下し、認知症になりやすいということになります。

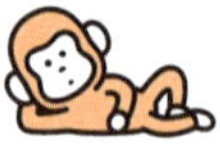

# いつでも若々しくいられる4つのタイプ

「退職後に訪れる危機」を回避するには、どうしたらいいのでしょうか。

もっとも手っ取り早くかつ効果的なのが、ズバリ「コミュニケーション」です。誰かとコミュニケーションをとり、認められたり、喜んでもらったりすると人は嬉しさを感じます。

「誰か」とは、人間でなくても構いません。「ペットセラピー」という言葉もあるように、犬や猫を飼っている人は認知症になりにくいというデータもあります。

このとき、脳では「ミラーニューロン」が活動しています。このミラーニューロンは、相手に対する思いやりや心づかいを生み、さらにコミュニケーション能力を向上させてくれるものです。ミラーミューロンを活性化させることが、脳を鍛えて認知症を予防することにつながるのです。

私が診察をしていて感じるのは、やはり活発で若々しい人ほど認知症とは無縁である、ということです。そしてそのような人たちには、次のような共通点がありました。

- **自分の殻に閉じこもらない**……退職後もひとりで閉じこもらず、新しいコミュニティにどんどん顔を出していると、脳も活性化します。

- **いろいろなことにチャレンジしている**……新しいことは、失敗して当たり前。当院の患者さんの中には、80代になってからスポーツ吹き矢を始めた人もいます。
- **考えすぎずに動いてみる**……想像だけであきらめず、動いてみる人になりましょう。何歳になっても新しい行動は脳を成長させます。
- **折れない心を持っている**……１００歳を超えても元気で過ごす長寿者の方たちの秘密は、毎日を楽しむことだそうです。前向きな気持ちは、何よりの薬になります。

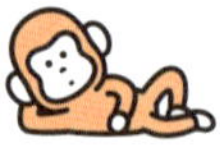

## ストレス（反応）をなくすことは、ストレッサー（原因）をなくすこと

「ストレスが多い職場」と、自分が働く会社などを表現することがあります。

本来ストレスとは生体的反応のことなので、正しくは「ストレッサー（ストレスの原因）が多い職場」となります。

ストレスはもともと機械工学の用語で、「物体のゆがんだ状態」を表す言葉でした。物体をゆがませる要因をストレッサーとよびます。この概念が医学に持ち込まれ、心身に刺激を起こすものをストレッサー、それによって心身がゆがんだ状態をストレス状態と表すようになりました。

ボールに上から力を加え、押しつぶした状態をイメージしてみてください。ボールをゆがませた手の力がストレッサーで、それによってボールがゆがんでいる状態がストレス状態です。人間は生き物なので、何かの刺激があったときにストレス反応が出ることは、あって当然。予測していなかった音や好みではない匂いなど、すべてがストレッサーになるからです。

ストレス状態を引き起こすストレッサーには、どういったものがあるでしょうか。

ストレッサーは、大きく二つに分けられます。

外部環境や社会環境を要因とする「外的ストレッサー」と、個人的な感覚や生理的状況の変化を要因とする「内的ストレッサー」です。

## 外的ストレッサー

・物理的ストレッサー……「自然」に代表される、外部環境（寒暖の変化、騒音、匂いなど）

・社会的ストレッサー……社会環境（経済状況の変化、人間関係など）

## 内的ストレッサー

・種類……緊張、不安、悩み、焦り、さみしさ、怒りなどを自分の内面で「感じる」ことで生まれる

・生理的、身体的ストレッサー……生活をしている中での生理的状況の変化（疲労、睡眠不足、健康障害、感染など）

ストレスは、社会生活や人との関わりだけではなく、気温の変化や環境音などの生活環境からも生じます。私たちの身の回りには多くのストレッサーが存在しているた

ストレッサーとストレスの違い

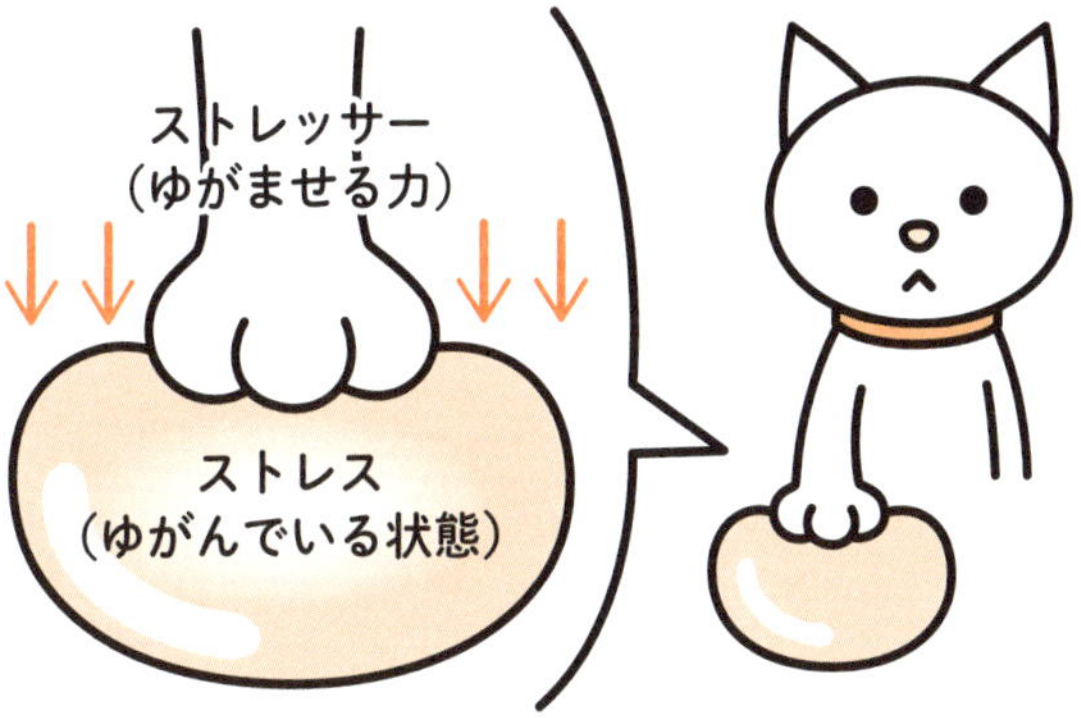


め、私たちは常にストレス反応を繰り返す生活を送っていることになります。

ストレス反応が多いと、そのたびに脳は激しく活動し、疲弊します。疲れにくい脳を作るためには、仕事や日常生活のストレッサーからストレスを受けない工夫が必要になってきます。

日本で70万部超のベストセラーとなった『スタンフォードの自分を変える教室』（大和書房）の著者で、スタンフォード大学の心理学者ケリー・マクゴニガルは「ストレッサーはなくさなくていい。ゼロにすることはできないのだから」と述べています。

どのような素晴らしい職場であっても、必ず何らかのストレッサーは存在します。そこでストレスを悪いものだと捉え、「この仕事にストレスを感じるのは、自分が向いていないからだ」と考えるのは間違いである、と彼女は指摘します。

ですから、「ストレスは体に悪いので、すべて解消しなければいけない」と思うことは、正しい解釈ではありません。どんな仕事であれストレスは必ず発生するもので、すべて解消しなければいけないものではないのです。脳のために改善すべきなのは、ストレッサーのある環境ではなく、自分の反応です。

たとえば、顔を合わせるたびに注意してくる上司がいたとしても、「ミスをしないように先導してくれている」と思えば、小言の受け取りかたが変わるはずです。これが「あの上司の顔を見るだけでイラッとする！」と思ってしまったら、そこから一歩も進めなくなってしまうでしょう。

**ストレッサーは人を成長させてくれるもので、脳もまた適度なストレスを感じないと発達しません。**自分がいま以上に成長していくためにも、ストレスの源をどう解釈していくかが、脳をより機能的に働かせるためのカギになります。

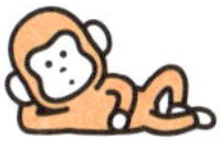

# 脳が喜ぶセロトニンを増やす食事

拙著『成功の食事法』（ポプラ社）でも紹介しているのですが、ビジネスで成功している人は、必ずと言っていいほど毎日の食事に気をつかっています。彼らは「食欲をマネジメントすることこそ、自分をマネジメントすること」だと知っているのです。

一日3食しっかり食事をした場合、消化のためにはフルマラソンを一回分（約2000カロリー）走らなければいけないといわれています。食べ放題などの後では、さらに体の負担は大きくなります。消化が大変になると、血糖値が急上昇することで食後に集中力が続かなくなり疲れを感じ、急激な眠気に襲われることもあります。いくら仕事で結果を出したくても、体がそのような状態であれば、ベストパフォーマンスは望むべくもありませんね。

仕事もプライベートもうまくいっている人たちは、このような食事によって体にもたらされる影響を熟知しています。だからこそ、量を制限することはもちろん、「脳が喜ぶ食事」を選んで摂取しているのです。

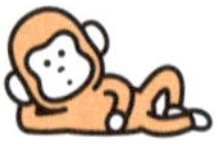

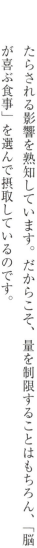

## 幸せホルモンを味方につける

「セロトニン」とよばれるホルモンを知っていますか？

このホルモンの分泌が減ると、情緒不安定になったり、自律神経のバランスが崩れたり、睡眠トラブルを引き起こすことがわかっています。

別名「幸せホルモン」とも呼ばれるセロトニンは、食欲コントロールの強い味方でもあります。気分を安定させる神経伝達物質のため、食事に関しては満足感や満腹感を与えてくれるのです。

そのため、セロトニンの分泌量が減ると、「食欲が止まらない」「いくら食べても満

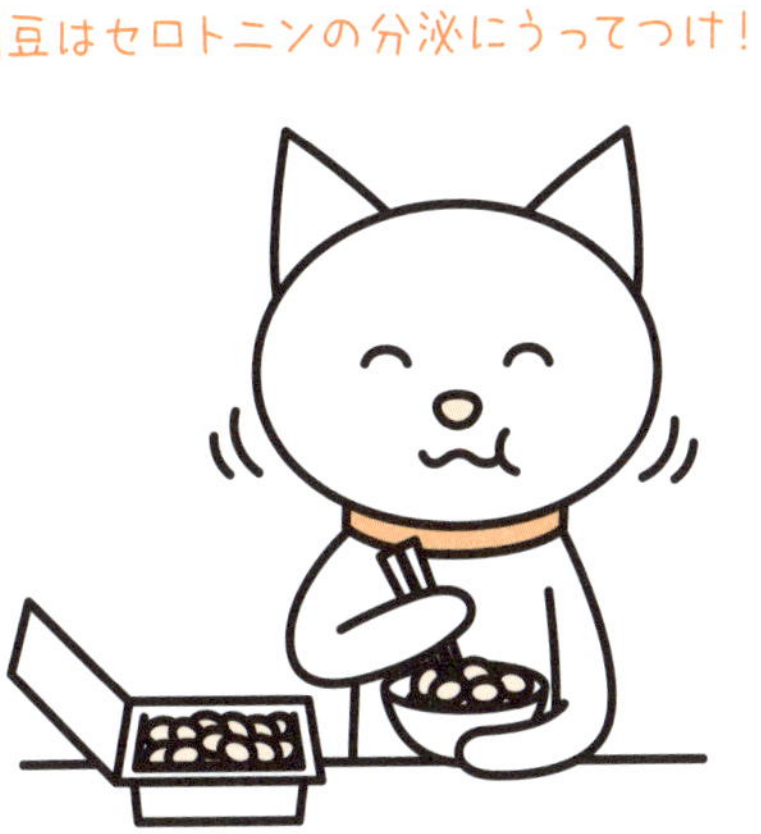

納豆はセロトニンの分泌にうってつけ！

足できない」といった事態に陥ります。ダイエット後にドカ食いでリバウンドしてしまう人は、セロトニン不足が原因となっていることが珍しくありません。脳と体の機能を上げていくためには、セロトニンを常に分泌させる食生活が重要になってきます。

**セロトニンを増やすためには、まず、規則正しい生活で朝日を浴びる時間を増やすことから始めましょう**。さらに、セロトニンを作り出してくれる材料「トリプトファン」を食事からとるようにします。トリプトファンとは体内で合成できない必須アミノ酸の仲間で、たんぱく質などに多く含まれています。

おすすめしたいのは、豆腐や納豆などの大

豆製品です。外食などでも、冷奴などの豆腐料理をオーダーすれば、ローカロリーでお腹が満たされて一石二鳥です。

また、最近の研究では、食事のときのリズミカルな咀嚼によってもセロトニンが出ることが明らかにされています。

たとえば、ポテトチップスを「少しだけつまもう」と思って食べたとき、味そのものよりも「パリパリ」と噛む食感が心地よくて、いつの間にか一袋空けてしまっていたということはありませんか。あの気持ちよさの原因は、咀嚼のリズム運動にあるのです。

そうはいってもスナック菓子を毎日食べることはおすすめできないので、漬物やこんにゃくなど他の咀嚼を楽しめる食材でセロトニンの分泌を狙っていきましょう。

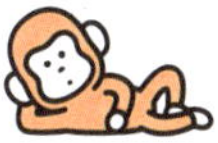

# 食事の基礎知識があればパフォーマンスが劇的に上がる

スタミナ切れを感じたときや、ここ一番の仕事が控えているときに「スタミナ食」を食べてしまうことはないでしょうか。

天ぷらや揚げ物定食、グラム数の多いステーキ、こってりしたラーメン……。これらの食べ物はハイカロリーで、いかにも元気を注入してくれそうな気がします。けれども実際には、消化が悪い上にカロリーが多く、脂質と糖質のせいで肥満を引き起こすだけの食べ物なのです。

疲れを実感したときや頑張りが要求されているときこそ、重いものではなく、胃腸に負担の少ない高栄養な食事を選ぶべきです。「勝負どきはエネルギー食を摂るべき」という思い込みがあると、いつまでも食生活を正すきっかけは訪れません。

**結局、結果を出すビジネスパーソンとそうでない人の違いは、食についての知識が**

**あるかないかの違いでしかないのです。**

ダイエットの定説として、「一日の総食事量を減らしながら、食べる回数は増やす」という考え方があります。けれども、デスクワーク中心の方であれば、一日2食にするか、3食のうち1食をスープやジュースなどの軽いものに変えてしまっても問題ないと私は考えています。理由は、患者さんの話を聞くかぎり、基本的にカロリーを摂り過ぎている方が多いからです。

過去の文献を調べていたところ、どうやら人類にとっては「一日2食」が普通だったようです。明治以前の日本でも、一日2食が基本であることが書かれた資料が残されています。これは世界共通で、一日3食が主流になったのは、近代以降のごく最近からと考えてよさそうです。

**仏教の世界には、「一日1食は聖者の食事。一日2食は人間の食事。一日3食は動物の食事」という言葉があります。面白いことに、西洋でも「一日1食は天使の生活。一日2食は人間の生活。一日3食は獣の生活」という古いことわざが存在します。**

いずれも過食をたしなめる言い伝えですが、昔から世界中の人々が食欲と理性の間で戦っていたことをうかがい知ることができて、興味深いですね。

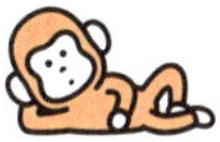

## 「ぼっち」は喫煙と同じくらい体に悪い

最近では、一人ぼっちで過ごすことを「ぼっち」というそうです。「ぼっち飯」や「ぼっち旅行」など、さまざまな造語も出現しているようです。

ところで、ひとり暮らしをしていて、「ここしばらく職場と家の往復だけだった」とか、「前回の休日に話をしたのは、コンビニの店員と定食屋のスタッフだけ」という人はいませんか？「だいたい毎週、そんなもの」という人は要注意です。

２０１０年に発表された論文によると、30万人以上が参加した１４８におよぶ調査において、人とのつながりが強ければ強いほど、生存率が上昇することがわかりました。そしてその「社会的なつながり」が持つ力は、なんと禁煙に匹敵するほどの効果があるというのです。

さらに２０１５年には、「個人が感じる『孤独』や周りに頼る人がいない『社会的孤立』も死亡率を上昇させる」という論文が発表されました。これらはどの地域においても、平均で29％も死亡率を高めることが確認されています。

私は、初めてクリニックにいらした患者さんには、喫煙と飲酒の習慣の有無について確認してから生活指導をしていたのですが、現在は「結婚はされていますか？」「さびしさは感じていませんか？」という質問も合わせて行うようにしてます。

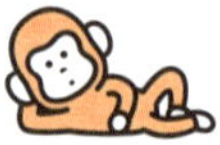

# はたらく人は、「社会的孤独」に要注意

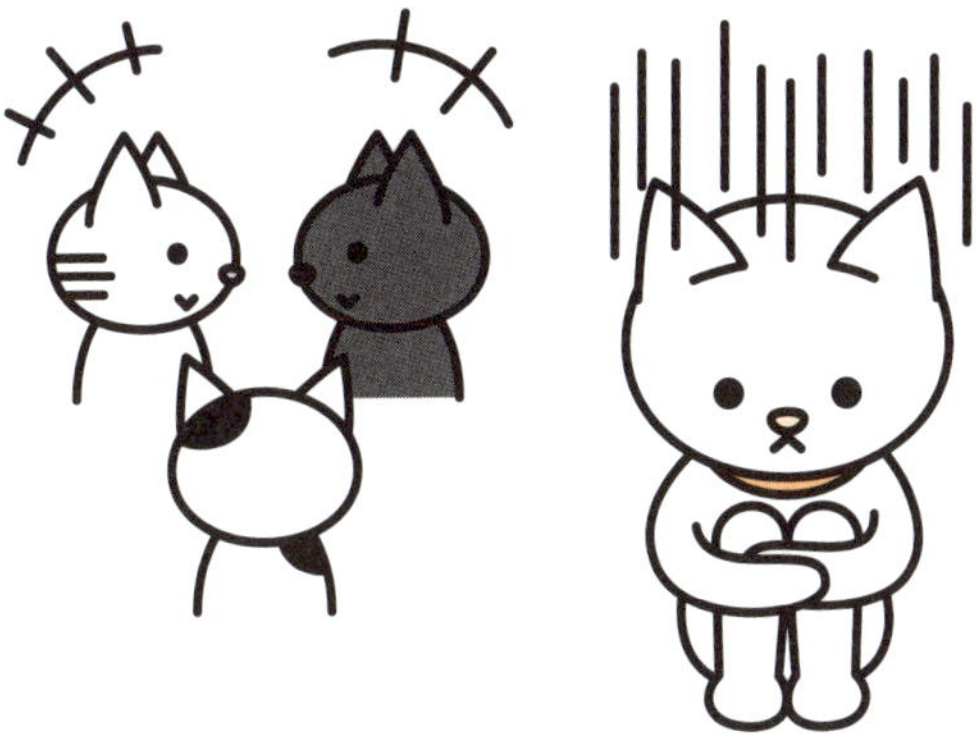


私のもとに通っている元気な患者さんが、急に体調を崩されるケースがあります。

その原因の多くが、別れにともなう「社会的孤独」です。

「最愛のパートナーが亡くなってしまった」「仲の良かった娘が結婚して家を出てしまい、ひとりぼっちになってしまった」というケースが一般的です。

さらには、「職場」との別れが影響する人も多くいます。

たとえば、仕事に打ち込んでいた人が定年退職するときに、大きな喪失感を抱いてしまうのです。ひとり暮らしであっても、毎日会社に通っていれば周りに人がいますから、孤独や寂しさを感じることはあまりありません。しかし、定年退職後に自宅にいる時間が増えると、特に男性は孤独を持て余してしまうことが多いようです。

女性の場合、仕事以外でも個人的な友人や地域とつながりを持ち、退職後も友人同士でランチや旅行などで生き生きと過ごせるもの。すでに自分のコミュニティを持ち、昼間は外出してしまう奥さんを羨ましげに見送った後、ＴＶを見て時間を潰すようになってしまう男性のなんと多いことか。

長い年月を仕事に集中して取り組むことは、もちろん素晴らしいことです。しかし、職場以外のコミュニティを定年前に作っておかないと、孤独感から体調を崩してしまうことにもなりかねません。

これからは、多くの方が健康的な90歳を迎える時代がやってきます。健康診断や薬に頼るだけでなく、いまのうちから社会的なつながりを意識して持っておくことを強くおすすめします。

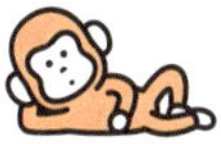

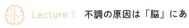

# SNSでの「リア充合戦」に要注意

「妬み」については、できることならあまり感じずに生きていきたいものですね。

スマホやPCが普及してFacebookやTwitter、LINEにインスタグラムなど、いわゆるSNSが発達して「いつも誰かとつながっている」感覚が当たり前になりました。大学を卒業して以来一度も会っていない友人でも、これらのツールでつながってさえいれば、毎日会って近況を報告し合っているような距離感を保つことができます。

しかし、その一方で、SNSによって人の生活が「見える化」されすぎてしまうことによる弊害も生まれています。

たとえば「マウンティング」とよばれる、友人と自分のどちらがより良い体験をしているか競い合うような投稿を繰り返してしまう人もいるようです。本当に楽しかったと感じる体験を投稿するのはいいのですが、「リア充合戦」になってしまうのは避けたいところです。

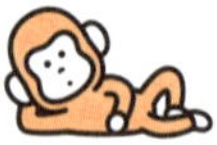

## 妬みは、自分の願望の裏返し

高級そうなレストランで撮られた、盛りつけもキレイで美味しそうな写真がＳＮＳでアップされたとします。

そんなとき、「美味しそう！」「このお店に今度行ってみたい」といった感情ではなく、「どうして私はこういうお店に行けないんだろう」「この人はいつも美味しいものばかり食べて、羨ましい……」と、妬みの感情を持って自己嫌悪に陥ってしまう人がいます。

これは、「隣の芝生は青い」と言っているのと同じ。あなたが羨ましいと感じたのはたった一枚の写真。相手が、実際はどんな一日や一週間を過ごしているのかなんて、おそらく知らないはずです。

私は、患者さんから相談を受けたときには毎回「妬みは悪いことばかりではない」と伝えるようにしています。

なぜなら、妬みは他人が持っているリソース（資質や物）が、ほしくなったときに現れるものだからです。あまりにも自分のステイタスとかけ離れた対象には、何の感情もわきません。スーパーモデルを本気で「羨ましい」と感じる人は少ないはずです。

2008年に発表された放射線医学総合研究所の論文によると、妬みの感情には、前頭葉の一部である「前部帯状回」という、葛藤や身体的な痛みを処理する脳内部位が関係しているそうです。では、抱えていてもあまりいい気分ではない妬みの感情をうまく処理するには、どうしたらいいのでしょうか。

先ほどお話ししたとおり、妬みの感情は、「羨ましい」と感じる気持ちが裏に隠れていることがほとんどです。**そのため、妬みを感じたら、実はその妬みが自分の「願望」であることに気づくことが大切です。**そしてその対象を自分の「目標」に変換することで、これからの行動に変化をつけていくとよいでしょう。

友達がハワイに行った写真を見て妬んでしまったのであれば、それは「ハワイに行きたい」という願望の裏返しです。それならば、「ハワイに行けるように貯金をする、休暇を取るためにいつもより早く仕事を片づける」など、目標を実現させるために動き出してしまいましょう。そうすると自分が抱いたグレーな妬みが、一瞬でカラフルな目標に変わります。

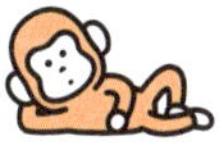

# 自分も誰かの羨望の的であることを知っておく

自分の心が誰かへの妬みでいっぱいになっているときには、周りにいる人たちが事実以上によく見えてしまっている可能性があります。さらに、人のことが羨ましく思えているときには見えにくいものですが、自分も妬まれる対象であることに気づくこともまた大切です。

健康と同じで、自分が持っている幸せは当たり前すぎて、気づかないことが多いもの。あなたの持つ幸せもまた、誰かに憧れられているものかもしれないのです。

妬み・嫉みの感情はやる気にも転換できますが、そのままでは脳が活動しっぱなしになり、弊害も生まれてきます。嫉妬の気持ちを意識してコントロールできるようになることも、脳を休ませる技術のひとつといえるでしょう。

そもそも、人生は誰もが自分自身の道を歩いていて、点数や勝ち負けがつくもので

好みは願望の裏返し

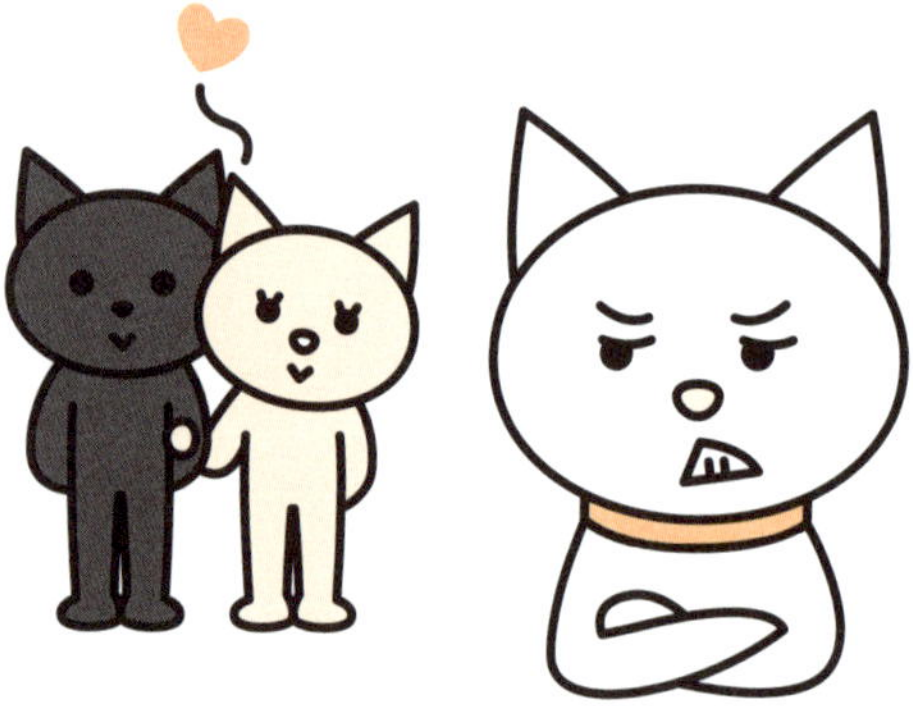

はありません。自分と他人の人生は、土俵もルールも違うのです。比較する意味さえありません。ですから、違う種目の選手である友人が華々しい活躍をしていても、羨ましがる必要はまったくないのです。

ちなみに前述の論文によると、「妬んだ相手がもしも不幸な状態に陥った場合には、脳内の報酬系が活性化され、脳内麻薬とよばれるドーパミンが分泌される」と結ばれています。いわゆる「他人の不幸は蜜の味」というやつですが、他人の不幸を喜ぶことは脳内で「中毒」を起こすこともあります。自分がうまくいかないとき、毎回「あいつ、また失敗しないかな」と思うのは、現実的にもなにも良くならず、まったく建設的ではありません。日々気分よく過ごすためにも、そんな思考は控えるようにしましょう。

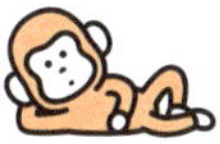

## ストレスを洗い流す「涙」の力

ストレスの解消法にはさまざまな方法が知られていますが、「涙を流す」のも大きな効果があります。

**東邦大学医学部生理学教室の有田秀穂教授は、「ストレスを解消するには『情動の涙』を流すのが効果的」だとおっしゃっています。**情動の涙とは「心が動くことにより生まれる涙」のことで、他人に共感したり、映画に感動したときに流れる涙のことを指します。

私たちが流す涙には、本来眼球の表面を守る作用があります。たとえば、玉ねぎを切ったときや目にゴミが入ったときに出る涙も、眼を守るために自然に流れるものです。しかし、その涙とは異なる、感情がともなう涙がストレス解消に役立つそうです。

その涙の正体は、映画を観て感動したり、小説の世界に入り込んで悲しくなったり、スポーツの逆転劇を見て興奮したりしたときに流すものです。

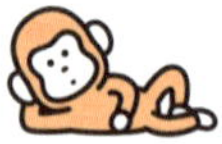

## 涙を流すと、副交感神経が優位になってリラックスできる

心を揺さぶられる体験や物語に出合うと、前頭葉の前頭前野にある領域が興奮し、その結果として副交感神経の活動が活発化し、涙が流れるしくみになっています。

つまり、なにかに共感し感動して流す涙は、副交感神経を活発にするため心の緊張状態をやわらげる作用があるのです。泣く行為そのものは激しい感情の表れなのです

週末号泣のススメ

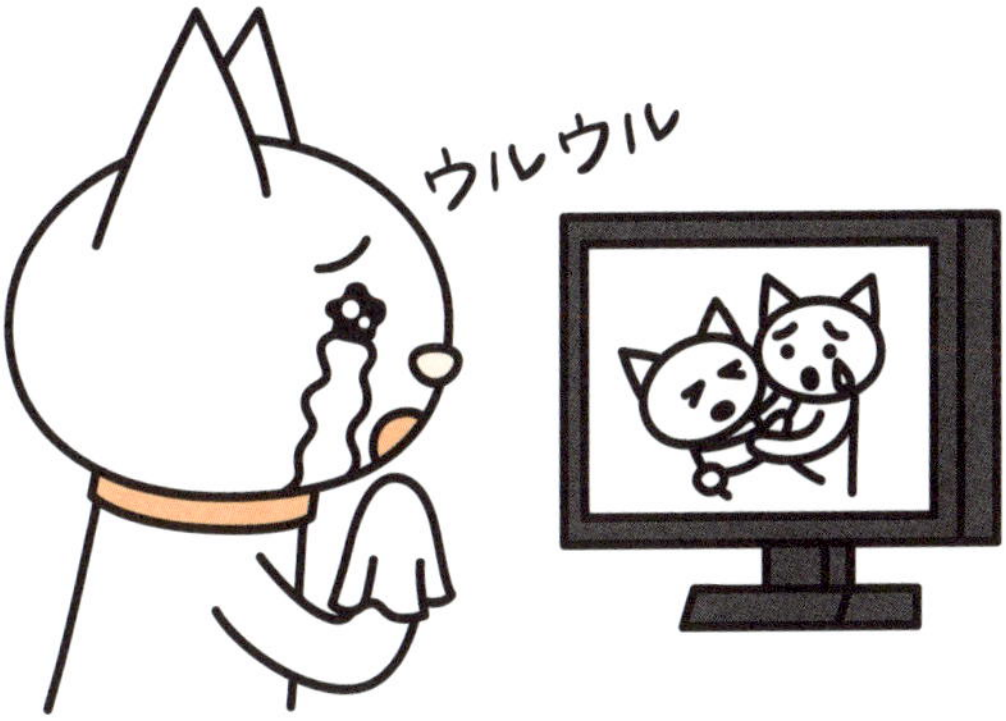


が、それによって副交感神経が優位となるため、リラックスできるというわけです。

**ちなみに、「泣く」動作は大きな動きを伴う運動ではありませんが、活動しながら脳を休められるアクティブレストのひとつです。**

忙しくてストレスがたまったときには、TVや映画を観て泣く！とマイルールを作っておくのもいいでしょう。有田教授は、1週間の間に蓄積したストレスを洗い流すために、「週末号泣」をすすめています。

週末に涙を流すと、その後一週間はストレス緩和が持続するそうです。「日曜日は、泣ける映画を観る日」と決めておくのもいいかもしれませんね。

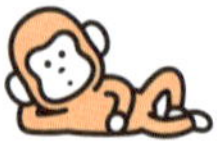

# 「忘却力」を磨くことの大切さ

**つい「忘れがち」なことですが、忘れることができるのは素晴らしいことです。**

そうお話しすると「忘れっぽくて困っているのに、無責任な」と思われるかもしれません。けれども、実際に人間の脳は「忘れるように」できていて、それは新しいことを覚えるのと同じくらい大切な機能なのです。

「ＰＴＳＤ」という言葉を聞いたことがあると思います。これは「心的外傷後ストレス障害」の略称で、戦争や天災、暴力などを受けて命の安全が脅かされたり、強い精神的ショックを受けることが原因で起こります。ベトナム戦争後に、アメリカ軍の兵士たちが大きなトラウマを抱え、アルコール依存症やうつ病を発症するなど、大きな社会問題となったことで知られるようになりました。

このような心に傷を残すトラウマは、忘れにくく記憶に残りやすいと言われます。

湾岸戦争の際にも注目されたため、辛い記憶を何度も思い出すことがないよう、フラッシュバックやＰＴＳＤなど、トラウマを忘れるための研究も進められています。

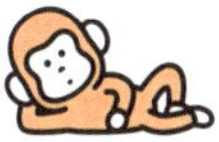

## 感情に響くことは忘れない

悲しい失恋の記憶や、失敗して恥ずかしかった体験を忘れることができるのも、脳がそうさせてくれるからにほかなりません。どんどん新しい情報をインプットしていく脳が、それでも容量オーバーにならずにいてくれるのは、忘れる力があってこそです。

**忘れてしまった記憶があるのなら、そのぶん新しい記憶のためのスペースができたということ。**あなたにとって必要のない記憶を消すことで、もっと大切なものを覚える空間ができたのです。

忘れてしまうことを悔いるより、忘れる力があることを喜びましょう。忘却力を磨くことには、大きなメリットがあることを覚えておいてください。

注意してほしいのは、「自分にとって嫌な記憶ほど忘れにくい」こと。

受験勉強のとき、英単語の暗記カードが効果を発揮したように、記憶をしっかり脳に留めるためには、繰り返しインプットする「反復」が欠かせません。

上司に怒られた記憶が忘れられないのは、そのシーンを何度も思い出してしまうこととも関係しています。嫌なことは自然に何度も思い出し、記憶を脳で再現してしまうので、余計に忘れにくくなってしまうのです。

**もやもやと嫌な記憶が思い出されて止まらないときには、短い時間でできる瞑想をする、音楽を聴く、読書をするなど、まったく違うことをして思考を止めてしまいましょう。**少しでも早く忘れられるよう、物理的に考えることを止めて、脳を別のことに使ってしまえばいいのです。

また、人の名前が覚えられないと悩んでいる人でも、好みのタレントや女優を見かけたら、一瞬でフルネームを言えてしまうのではありませんか。どれだけ重要であっ

覚えたいことは、ワクワクするものにひもづけよう

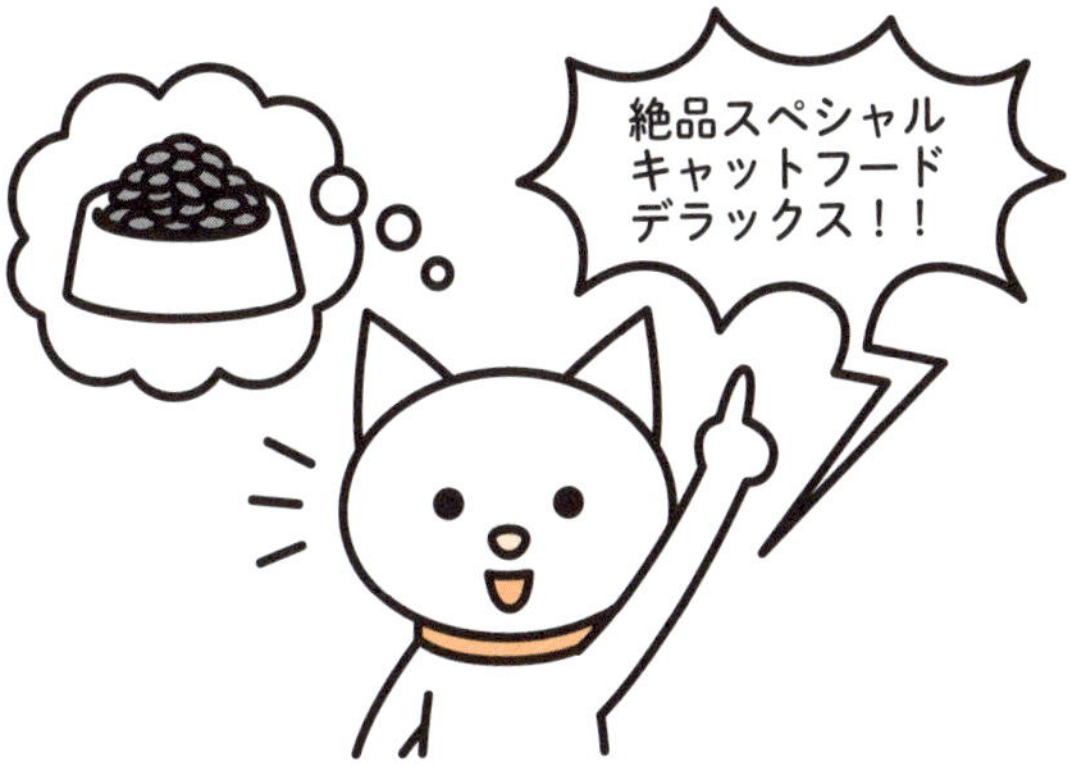


てもつまらないと感じれば会社の評価に関わるTOIECの単語も覚えられないでしょうし、なんの得にもならないのに感情に響く情報は覚えることができてしまうもの。

ですから、覚えたいことはワクワクすることにひもづけるか、しつこいくらいに何度も繰り返して記憶を定着させてしまうことが得策です。

## まとめ 1

- 加齢が原因の物忘れであれば、心配のいらない症状である
- 認知症と物忘れの違いは、「約束をしたこと」そのものを覚えていられるかどうか
- 毎日仕事ばかりしていると、退職後にすることがなく認知症になりやすい
- ストレス反応をなくすためには、その原因を特定して減らすこと
- 脳を喜ばせる食事がある
- セロトニン（幸せホルモン）が増えると、気持ちが安定し食欲コントロールも図れる
- 仕事のパフォーマンスを上げたければ、食事にこだわる
- 「ぼっち」が体に与える悪影響は、喫煙と並ぶほど
- 「妬み」は、自分に可能性があるからこそ抱えるもの
- 涙はストレスを洗い流す、天然の洗浄装置である

Lecture

# 2

# 脳を休ませる意味を正しく理解する

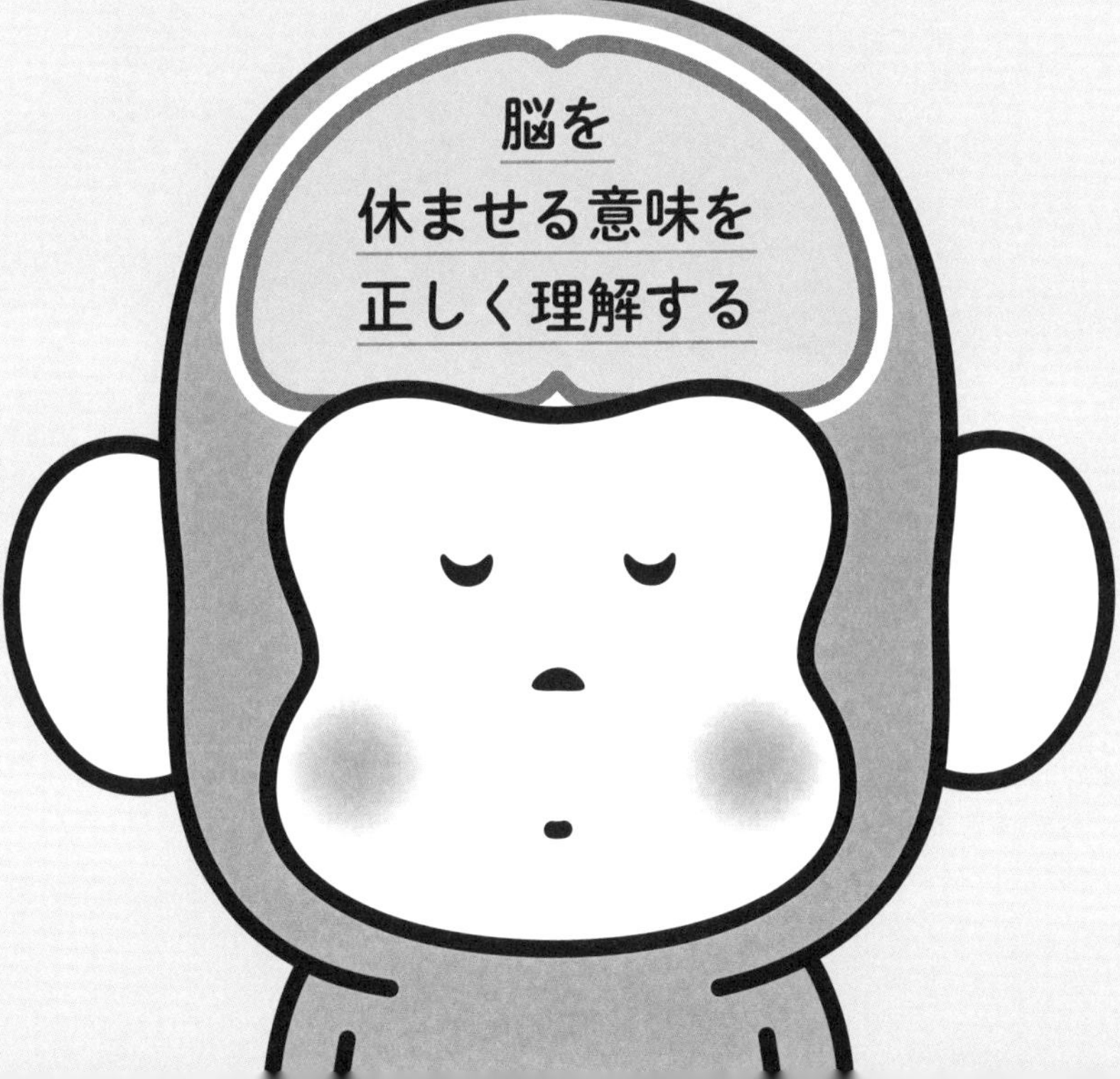

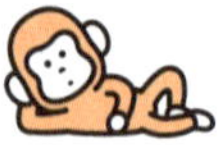

# 一定リズムの行動がα波を出し、脳を癒やす

α波とは、脳で発生させる電気的信号の一種で、頭の表面にセンサーをつけることで測定可能な脳波のうち、8～13Hzの波のことを指します。α波が出ている状態のときは、記憶力や集中力が高まっているといわれています。

脳波にはα波のほか、β（ベータ）波、γ（ガンマ）波、Θ（シータ）波、δ（デルタ）波の計4種類があります。この中で、最もリラックスしているときに観測される脳波がα波です。このα波が出ているときには、神経伝達物質のエンドルフィンが一緒に放出されています。

**エンドルフィンは「脳内麻薬」とよばれるほど強い鎮痛作用を持ち、モルヒネの何倍も痛みを抑え、多幸感をもたらす物質です。**このときには、おもに右脳が活動しています。右脳は喜怒哀楽をつかさどり、感性や直感力を上げる役割を持ちます。ですから、ストレスを減少させ脳を癒やすことは、集中力や記憶力を向上させることにも役立つといえます。

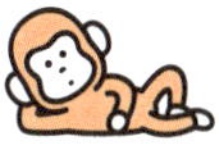

## 一流のスポーツ選手からは常にα波が出ている

結果を出し続ける一流のスポーツ選手の脳波を測定すると、どんなときでもα波が出ていることがわかっています。彼らは緊張でパフォーマンスの質を落とすことがないように、いつでもリラックスして脳がα波を出す状態を作り上げているのです。

では、私たちが日常生活の中でストレスに強い脳を作るには、どうしたらいいのでしょうか。

一定のリズムを繰り返す行動は、α波を発生させ、脳を癒やすことで知られています。咀嚼や自転車に乗ってペダルをこぐような運動、海辺で波の音を聞く、オルゴールの奏でる音を聴くことも効果があります。

入浴中もα波が出やすくなっていますので、これらを組み合わせて半身浴しながら防水スピーカーで音楽を聴くなどすると、脳にとっていい状態が作りやすくなります。そのときには、仕事や日常生活の悩みはいったん置いておいて、何も考えずにぼんやりと時間を過ごしてみましょう。「なにもしない」ただそこにいるだけの時間は、瞑想をしているのと同じで、脳を一気にリラックスモードに導いてくれます。

**私の場合、つい何かを考えそうになってしまうので、半身浴中には音楽をかけながらメロディーではない「裏の音」を拾って聴くようにしています。**たとえば、ドラムやベースなど、表だって聞こえてこない旋律を聴いてみるのも、曲の違う一面が見られて面白いですよ。

α波が出ている状態の脳は集中力の持続が可能で、持てる力を存分に発揮できる状態とされています。アスリートだけでなく私たちも、必要なときに求める結果が出せるよう、日頃から脳を休め、すぐ「ゾーン」に入れるようにする習慣を身につけておきましょう。

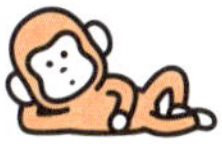

# 仕事に必要な集中力は、脳疲労を取り去らないと回復しない

本書の冒頭部分で、「私たちの脳はいつも考えごとをしていて、そのせいで疲れている」ということをお伝えしました。本来私たちの脳はもっと仕事に集中できるはずなのに、不要な雑念があるせいで脳の力をムダ遣いしているのです。

**始終入れ替わり消えることのない思考に頭が満たされた状態は、「モンキーマインド」とよばれます。思考が散らかっていく様子が、まるでサルが頭の中を駆け回り、騒ぎ立てている状態に似ているためです。**

思考のサルたちはどこかからやってきては、大騒ぎして消えていきます。彼らはしばらく待てばいなくなりますが、次の瞬間には、別のサルがまた何匹も現れます。

この状態では脳がフル稼働しているため、多くのエネルギーを消費します。自ら望このサルたち、なんとかしたい……

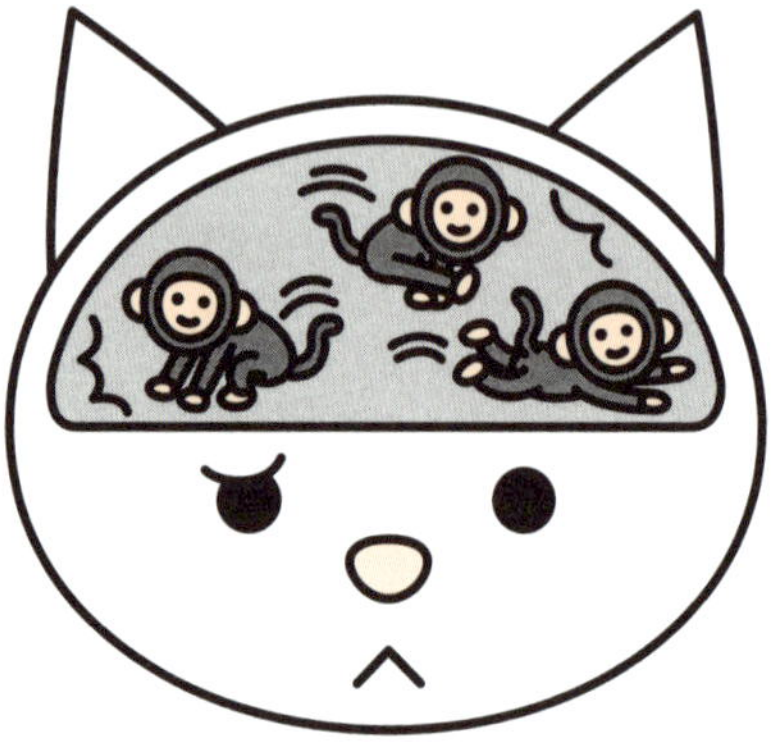

んで頭を使うことで疲労が蓄積された場合、眠ることで疲れは回復します。しかし、モンキーマインドは無意識下で起こっているために、目覚めてもまた同じことが繰り返されるのです。

**うるさいサルを飼いならすには、「サルたちの楽園を空から見下ろす目線」を意識することが有効です。**頭の中ではカラフルなサルが行き交いますが、あなたはそれを眺めています。彼らと同じ地上に降りることはなく、ただ見ているだけでかまいません。

この解釈が、どんな意味を持つのかわかりますか?

**コントロールできない「考え」や「雑念」**

**そのものであるサルを、当事者ではなく別の存在として理解することが大切なのです。**私たちは特に考えごとが切羽詰まったときなどに、「考え」を自分そのものと捉えてしまうことがあります。あくまで「思考とあなた自身は別の存在」であることを、常に認識しておくべきです。

騒がしいサルたちと一緒にパニックになることさえなければ、「どんなに思考が混乱しても、自分は変わらない」と確信できるようになります。

「そんなに簡単に飼い慣らせないんじゃ……」と思うかもしれません。その場合には、手近なサルを一匹捕まえて、名前をつけてみてください。

たとえば、ある一匹が、「ライバルの田中くんに、今月も営業成績を抜かれた」サルとしましょう。おそらく名前をつけたとたんに、同じサルや似たようなサルばかりであることに気づくはずです。際限のない雑念を抱えているように感じても、人はそれほどバラエティに富んだ思想は抱えられないものです。出現してくる雑念の傾向がわかれば、「自分は、田中くんのことがそんなに気になっているのか」と事実だけを認めるなり、さらに仕事を頑張るなり、対応が取りやすくなります。

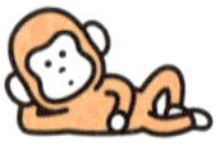

# 認知行動療法で心を整える

このように、考え方や思考の受け取り方を変える方法を、「認知行動療法」とよびます。頭の中のサルに名前をつけるのは一瞬ですみますが、続けているうちに考え方が変わり、ものごとの受け取り方（認知）までがらりと変わってくるというわけです。

**認知行動療法は、アメリカの精神科医アーロン・ベックが1960年代に始めた、認知（外界の認識）を変えることによって心の不調を整えるカウンセリング手法です。**

もともと不眠やうつ、パニック障害などへの行動療法として始まり、その後、患者の考え方のクセを修正するために、認知の歪みを専門家によって修正していく方向で一気に広まりました。そして、いまでは新たな認知行動療法のひとつとして、瞑想が取り入れられています。

モンキーマインドを抱える自分を眺めて考え方のクセを知ることも、脳を休めるための代表的な瞑想のひとつなのです。

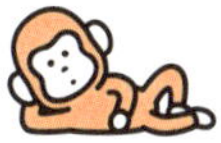

## 自分の思いを抱え込まずに声に出す「場所」が大事

「王様の耳はロバの耳！」

王様がロバの耳を持っていることを知ってしまった王様の御用床屋は、秘密を誰かに話したくてしかたなくなる。ついには耐えきれなくなり、掘った穴に向かって事実を叫んでしまう。その穴からはやがて葦が生えてきて、王様の耳はロバの耳〜♬と歌い出したことで、秘密を守り切れなかったことがばれてしまう——。ギリシア神話の一部で、イソップ寓話にも収録されている有名なおとぎ話です。

ひみつを聞いてくれる「穴」の存在が大事

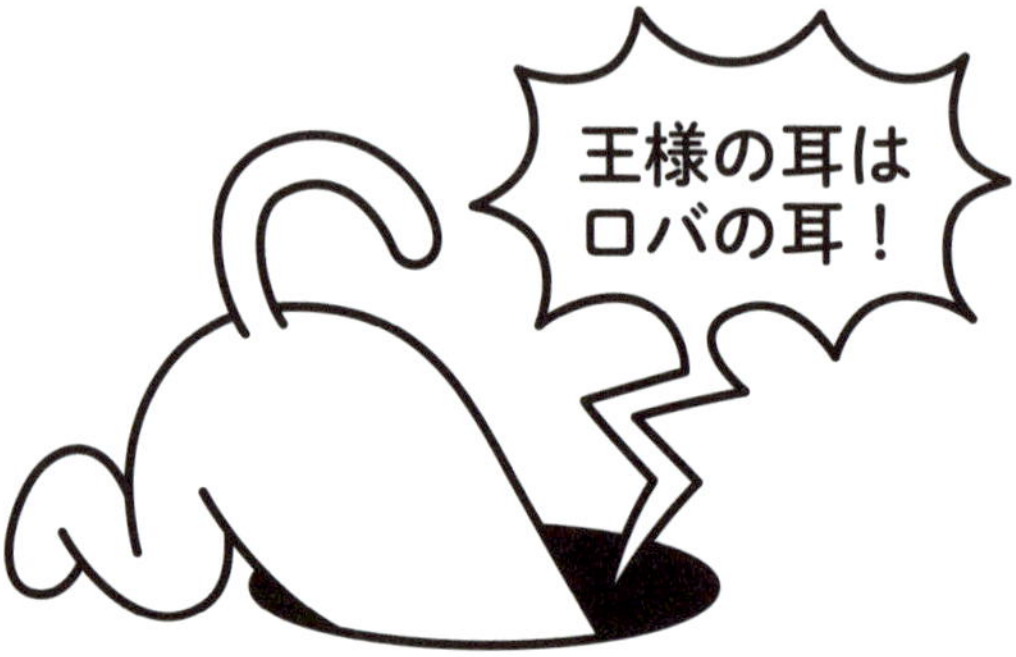


長く語りつがれた分、物語にはさまざまなバージョンが存在していますが、共通しているのは穴や井戸といった、「閉じられた空間」に耐えられない気持ちを叫んでいること。

私たちはストレスを感じたとき、心を許せる人に話を聞いてもらったり、感動的な映画を観たりすることで感情を発散させると、すっきりした気持ちになれることを経験として知っています。

これは「カタルシス効果」とよばれ、ストレスや不安、怒りといった負の感情を言葉で表現することで苦痛が緩和され、安心感を得られる状態を指します。「心の浄化作用」とも表現され、心理カウンセラーが相談者のつらい体験をただ受け止める行為など、まさにカタルシス効果といえるものです。

ネガティブな感情を洗い流してさっぱりさせ、苦しみや怒りといった感情を吐き出し、やすらぎと癒しを得ることを目的とした、精神療法の一種です。

カタルシス効果について語られる際、吐き出した悩みやストレスである「ロバの耳」の中身にばかり注目されがちですが、**大事なのは、秘密を聞いてくれる「穴」。つまり、秘密の悩みを聞いてくれる先を選ぶことにこそ、意味があるのです。**

素直に気持ちをさらけ出すことに意味があるため、話し手と聞き手の信頼関係がきちんと作られていることが前提になります。

聞き手になる人はただひたすら話を聞くことが大切で、内容におかしなところがあったとしても、批判してはいけません。相手をまるごと受け止め、不安やストレスを吐き出させてあげましょう。そうすることで、話し手は「気づき」が得られ、初めて安心感を手に入れることができるのです。

あなたも、部下や友人、身内など、持ちつ持たれつで聞き手になってあげてください。そうすることで、お互いの脳を休め合うことができます。

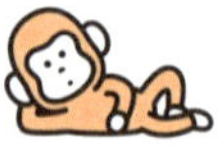

# SNSは内緒の話には向かない

以前は直接会うか電話くらいしか、悩みや愚痴を聞いてもらう方法はありませんでした。しかし、最近ではインターネットの発達により、ブログやSNSを使って心のわだかまりを容易に発信できるようになりました。

これは聞き手側の時間を拘束しない反面、問題もあります。ネットでは、情報の共有が一瞬にして行えるため、投稿が誰に共有されてしまうかわかりません。うっかり投稿した発言が、数分後には「ロバの耳」を持つ本人に届いてしまうこともありうるのです。

ですから、ネガティブな言葉を口にするときには特に、ネットを使うことはおすすめできません。やはりリアルな知り合いの中で信頼の置ける人に打ち明けるか、専門のカウンセラーに相談するのがいいでしょう。

**そうはいっても、ネットならではのメリットもあります。それは互いの物理的距離をたやすく超えられる「スピード感」です。**

すぐ近くに信頼できる聞き手がいないとき、たとえばひとり暮らしで家族が遠くにいたり、単身赴任している場合には、メッセージを読み返すことが可能なＬＩＮＥなどのＳＮＳを上手に使ってみてください。

**念のため男性の方に申し上げておきますが、女性の「相談」は話を聞いてほしいだけです。**絶対に、アドバイスや解決策を提示してはいけません。私もそれでよく友人からダメ出しをされるのですが、話を聞く側はただ聞く、または共感役に徹することが求められます。

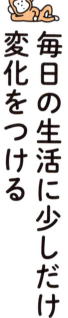

# 毎日の生活に少しだけ変化をつける

脳を休ませる技術を身につけていくには、毎日の生活に「少しだけ」変化をつけていくことがコツです。

本書でご紹介している脳に関する技術は、継続すると脳を休めることが習慣になり、思考の基礎力を高めてくれます。何回か試してみるだけでも効果はありますが、継続しないことには、持続的な変化は見込めません。

**瞑想に限らず、新しいことを始める際、三日坊主にならずに簡単に続けるポイントは「意志の力で継続しようとせず、生活に大きな変化をつけない範囲で習慣化すること」です。**どれだけ体にいいとわかっていても、いきなり毎朝1時間の瞑想なんて続く方がおかしいというもの。少しずつ始められて、いつものついでに行うくらいが継続しやすいのです。

ご存じのとおり、脳は新しい変化を好みません。マサチューセッツ工科大学のラットを使った研究では、脳の中に習慣を管理する領域があることがわかりました。

この脳の領域は、脳の指令センターにあたる前頭前皮質の一部で、下辺縁皮質とよばれる場所です。この部分がどの行動を習慣化し、どの行動は実行しないかを決めているのです。出勤時に運動のために駅では階段を使うのか、これまでと同じようにエスカレーターを使って楽をしてしまうのかは、下辺縁皮質のはたらきにかかっているのです。

ラットへの研究では、下辺縁皮質によって新しく学んだ習慣が優先されましたが、研究者が少し邪魔をすると、すぐに元の古い習慣に戻ってしまいました。このことから、古い習慣は消えてしまったのではなく、脳は急激な変化を好まないことがわかります。

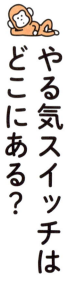

# やる気スイッチはどこにある？

「やる気」もまた、自動的に出てくるものではありません。実際に動き始めてから、行動が伴ってから出てきます。

　気乗りのしないまま掃除をし始めたら、かえって集中してしまい、手が止まらなくなった経験はありませんか？　これは「作業興奮」とも呼ばれるもので、私たちは実行してからようやくその気になることができるのです。

　**脳内には、「淡蒼球」という淡い青色をした球状の組織があります。**淡蒼球そのものは人以外の哺乳類や爬虫類、魚類までもが持っていますが、彼らにとっては「体を動かすためにある脳の一部」に過ぎません。天敵と遭遇したときにどちらの方向に逃げるかなど、原始的な動きのために使われています。人も同じで、淡蒼球は自分の意思で動かすことができません。

淡蒼球は「やる気」のスイッチ

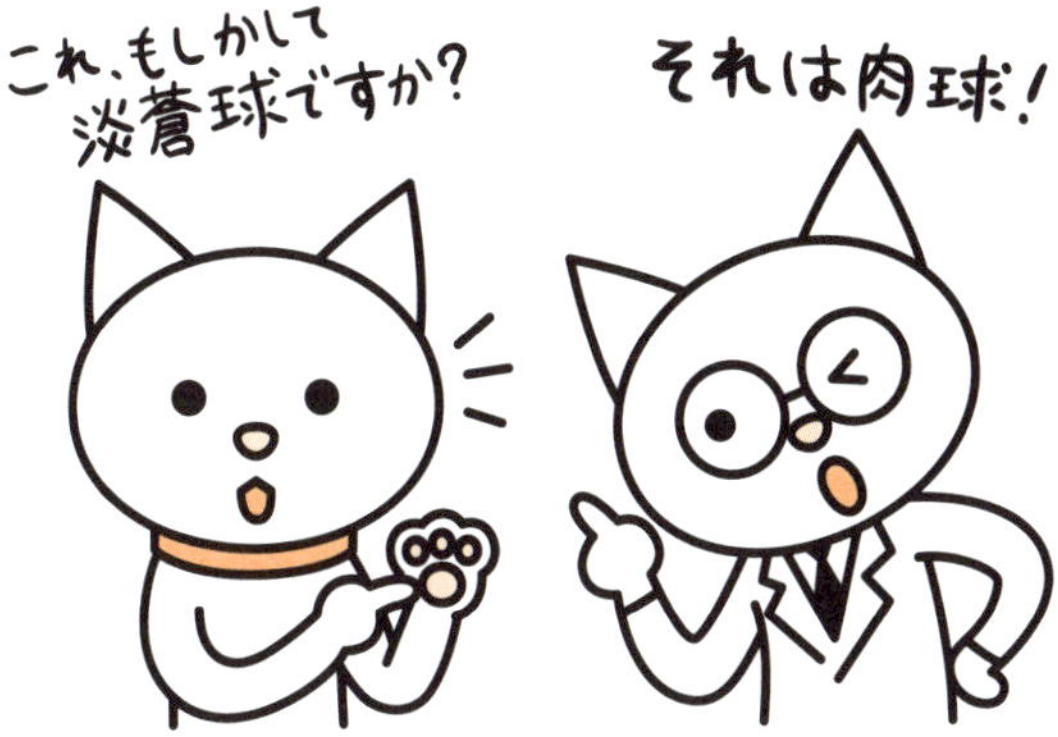


子どもの頃、宿題をしないで遊んでいて「早く宿題をしなさい！」と怒られた経験はありませんか？ 私は「やろうと思っていたのに、怒られたからやる気がなくなっちゃったよ」などと言い訳していた記憶がありますが、脳医学的にやる気を出させるためには、まず「始められる状態にする」ことが正解です。とにかく椅子に座らせて、ペンを持たせてしまう。座るまでは、やる気なんて出ていなくていいのです。

その後は何も言わずに、「お母さんも一緒に本を読んでいるね」なんて、隣で本でも読んでいればいいのです。すると、子どもは気づかないうちに流れにのって、やる気スイッチが押され、自然と勉強を始めます。

子どもでも大人でも、やる気は自分から動いて迎えに行かないと発動してくれません。とても手のかかるイメージですが、「とにかく動けばなんとかなる」わかりやすいスイッチともいえます。

何か習慣化したいことがあるのなら、あれこれ考えて言葉で自分を納得させようとするより、まずは動き始めてしまいましょう。いつもの習慣に少しプラスした程度の行動なら、下辺縁皮質と淡蒼球のサポートを受けられやすいはずです。

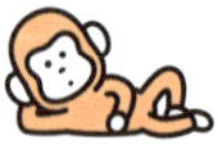

# 五感を研ぎ澄まし、「ゼロ感思考」を身につける

私たちは、外の世界を察知するための五感（視覚・聴覚・触覚・味覚・聴覚）を持っています。五感は、単純に音を聞いたりなにかに触れたりするだけではなく、脳の

機能を連携させることで、人の顔を見分けて名前を思い出すといった高度なはたらきをしています。

大脳は、右半球と左半球で機能が大きく異なりますが、五感は右半球がつかさどっています。右半球は、五感を通した感性や感覚をもとに、直感的・感覚的に情報を判断できる場所です。対して左脳は、文字や言葉などを認識する場所です。

心が洗われるような絵画や音楽を味わうときには、右脳が活発になることが確認されています。基本的には右利きの人は左脳が優位で、左利きの人は右脳が優位のことが多いようです。

日常会話で「右脳派」「左脳派」といった言葉を使うことがありますが、実は左右の脳のうちどちらが優位であるかは、生まれたときから決まっています。

特に五感の能力は、個人差が大きい分野です。たとえば、深夜に人気がないところを歩いていても、物音や動く影がまったく気にならない人もいるでしょう。しかし、多くの人は、物陰から小さな音がしただけで「誰かいるのでは」と感じるのではないでしょうか。

現代では予測できることが多くなり、危機管理能力としての五感を使う必要はほとんどありません。しかし、いつまでもその状況に甘んじていると、いざいろいろな角度からものごとを考えようとしても、センサーが鈍って一面的な思考しかできなくなってしまうのです。

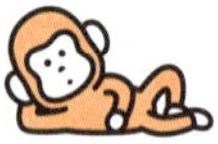

## 現代の生活は、五感を鈍らせるものばかり

旅先で美味しい料理に出合うなど、五感をフルに使った体験は脳を活性化させます。しかし、私たちの生活はこの20年ほどで飛躍的に便利になった一方、野性的な感覚を磨くチャンスが失われてしまっています。

かつて、「脳は加齢とともに衰えていく」と考えられてきました。しかし、いまでは中年どころか高齢者の脳でも、新しい神経細胞（新生ニューロン）が生まれていることが確認されています。ただし、毎日同じことをしていては新しい神経細胞は生まれません。

新生ニューロンが増加するときには、脳波のひとつであるθ波が放出されます。θ波は「新しいことに興味をもって、集中して取り組んでいるとき」に出てきて、記憶力をつかさどる脳の海馬を活性化させます。それにより、ニューロンが活性化するのです。

つまり、日々新しいことにチャレンジしながらわくわくして人生を楽しむことが、脳を若々しく元気に保つ秘訣になります。

ただ、会社勤めなどで日々のスケジュールが固定化し、人生も長くなってくるといろいろなことがルーティンになり、新鮮さが薄れてしまうことも事実。初めて経験することが少なくなり、人生がマンネリ化してしまうと、脳は疲れやすく衰えやすくなり、記憶力も右肩下がりに低下していきます。

この状態を改善するためには、新しいチャレンジをするにかぎります。

なにも大それたことでなく、駅前からバスを使って行ったことのない場所に行くようなことでOKです。いつもと違う道を歩いて近所を散歩してみたら、新しい発見があるでしょう。TVでバラエティ番組を見ているときも、司会者ではなくひな壇の芸人さんに注目していると、見える世界が変わってきます。これまではしきりがうまい司会者のトークや身のこなししか見えていなかったのが、視線を後ろに向けることで、トークのパスをもらおうとさりげなくアピールをする芸人さんや、他のタレントさんのフォローに徹する出演者の姿も見えるようになるはずです。

視界を広げることに慣れると会社や日常生活でも、これまで見えていなかった部分が自然に目に入ってくるようになります。大それたことではなく、ささやかな視点のチェンジでいいのです。

生活環境をガラリと変えなくても、日常に五感を取り戻すきっかけはいくらでも転がっています。嫌なことがあったときに、どうしてそうなったのか、あえて事実に注目してみることで視野が変わり、脳を成長させるチャンスになりうるのです。

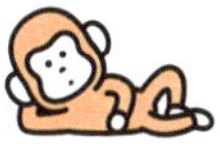

# 正しい入浴法を知ろう

私たちの体温は一日の中で、時間帯によって大きく上下します。

子どものころ、学校のプールの授業前に毎朝体温を測っていた方もいるかもしれません。女性であれば、健康管理のために基礎体温を測ったことがある方は、朝の体温が一番低いことを実感したことがあるのではないでしょうか。

体温計で計測する皮膚表面の温度も一日で落差がありますが、深部体温（体の中や内臓の温度）は、時間帯によってさらに大きな変化があります。体温はぐっすり眠っている明け方の4時ごろにもっとも低くなり、一番高くなるのは、起きてからだいたい11時間後です。

朝の7時に起きる場合、18時ごろにもっとも深部体温が上がることになります。この時間帯は体も脳も活発に動きやすい条件が整っているので思考もクリアになり、体

1日の体温グラフ

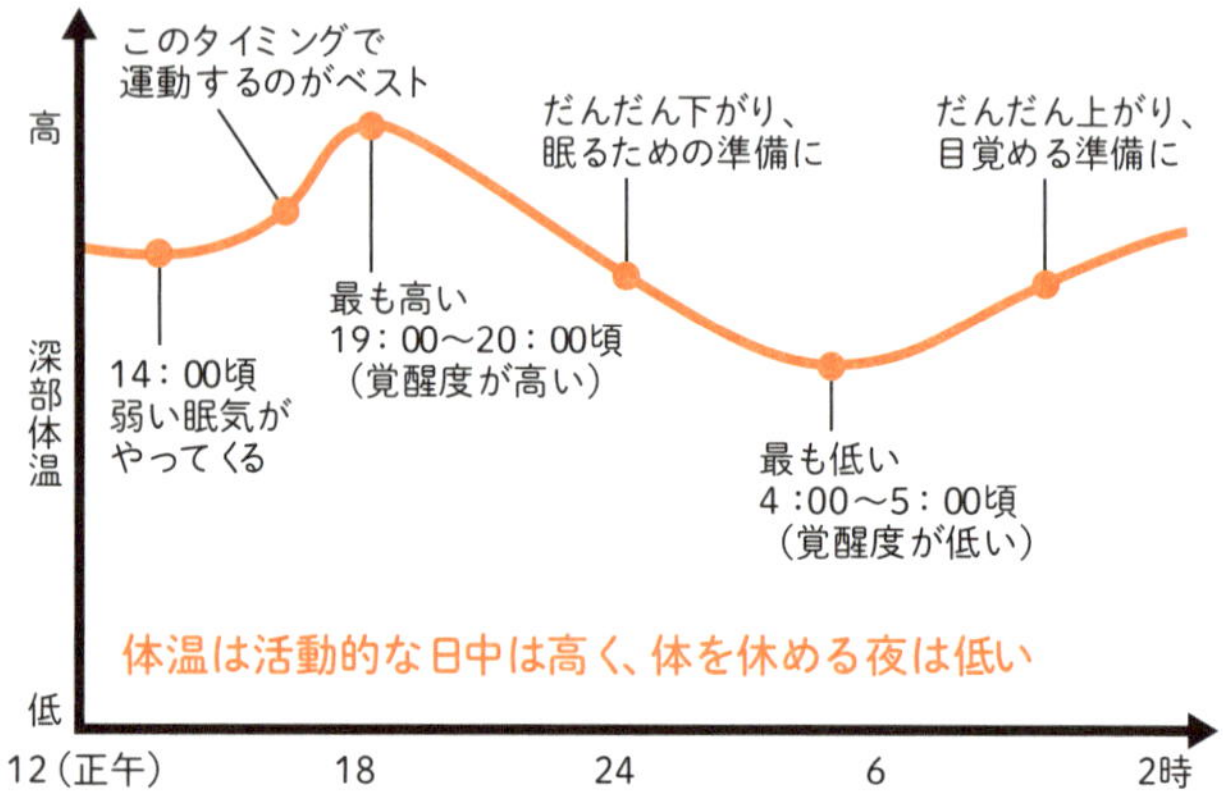


のだるさも感じにくくなっているはずです。

ですから、もしも「退社時間になると元気になって、頭も回るようになるのは仕事が自分に合っていないからかもしれない……」と悩んだことがあったとしても、それは脳と体の仕様ですから、当然のこと。仕事中の効率アップは別の方法で狙いながら、アフター6のゴールデンタイムは良好な体調で楽しみましょう。

この深部体温が上下するリズムは、睡眠の質にも影響を与えます。

一番体温が高くなる山の部分と、低くなる谷の部分に落差があるほど睡眠が深くなり、脳にリラックスをもたらします。18時にMA

Xまで上がった深部体温がスムーズに下がってくれれば、その夜は良い眠りを得ることができるのです。

夜に入浴するときには、38～40度くらいのぬるめのお湯が向いています。低めの湯加減にすることで、副交感神経を刺激し、眠りにつきやすい状態に脳を導くことができます。40度以上の熱いお湯に入った場合、反対に交感神経が刺激されて緊張し、眠りづらくなってしまいます。

疲れているはずなのにベッドで横になっても眠れない人は、この交感神経が優位になったまま、切り替えができていない可能性があります。お風呂の温度以外にも寝室ではスマホを触らない、入浴後は仕事のことは考えないなど、徐々に「眠りのモード」にシフトすると入眠しやすくなります。

熱いお湯が好きな人は、夜はぬるめの湯船で我慢しておき、朝目覚めてから温度が高めのシャワーを浴びるのがおすすめです。朝に温度の高めのお湯を浴びるとスッキリ目覚めることができるので、副交感神経優位から交感神経へのスイッチが切り変わりやすくなり、それが深部体温の上昇にもつながります。

入浴することで体の緊張がほどけ、お湯に浸かることで一瞬上がった深部体温がはずみをつけるように下がっていきます。最近では、忙しいからとシャワーだけですませてしまう人も多いようですが、週末など、週に数日でも夜に入浴する時間をとるようにしたいところです。

**時間をゆっくり取れる休日には、少なめにお湯を張って半身浴をすることも脳を休めるためにいい方法です。**お気に入りの本を持ち込んだり、音楽をかけたりして、忙しい平日を忘れるような気分転換の時間をとりましょう。

夜はぬるめのお湯で、じっくり温まろう

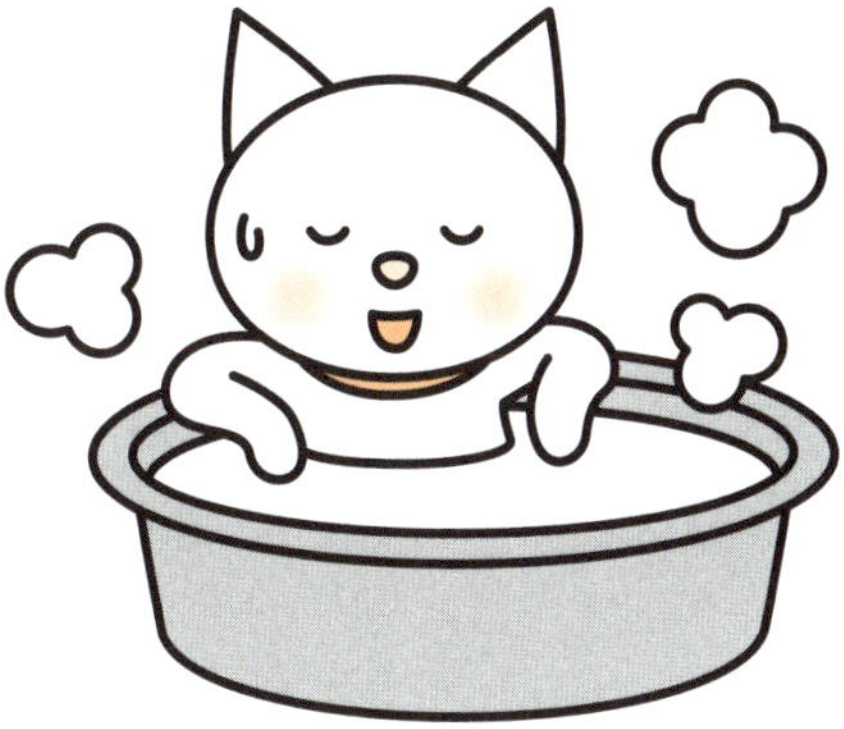

## まとめ 2

- 脳内麻薬（エンドルフィン）を操ることで、集中力や記憶力を上げる
- 仕事に集中したければ、まずは脳の疲れを取るところから
- 脳のノイズを取り去るために、自分の思いを吐き出せる場所を持つ
- 毎日の生活に「少しだけ」変化をつけることが、脳の休息につながる
- 新しい習慣を継続するポイントは、意志の力で続けようとしないこと
- 「やる気スイッチ」を押したければ、まずは行動を少しだけ初めてみる
- 五感を大切にすることで、「ゼロ感思考」が身につく
- 脳を活性化すれば、いくつになっても新しい神経細胞が生まれる
- 忙しいときほど、入浴の時間を大切にする
- 熱めのお風呂が好きな場合は、朝風呂で入るようにする

Lecture

# 3

# こんな脳の使い方が疲れを引き起こす

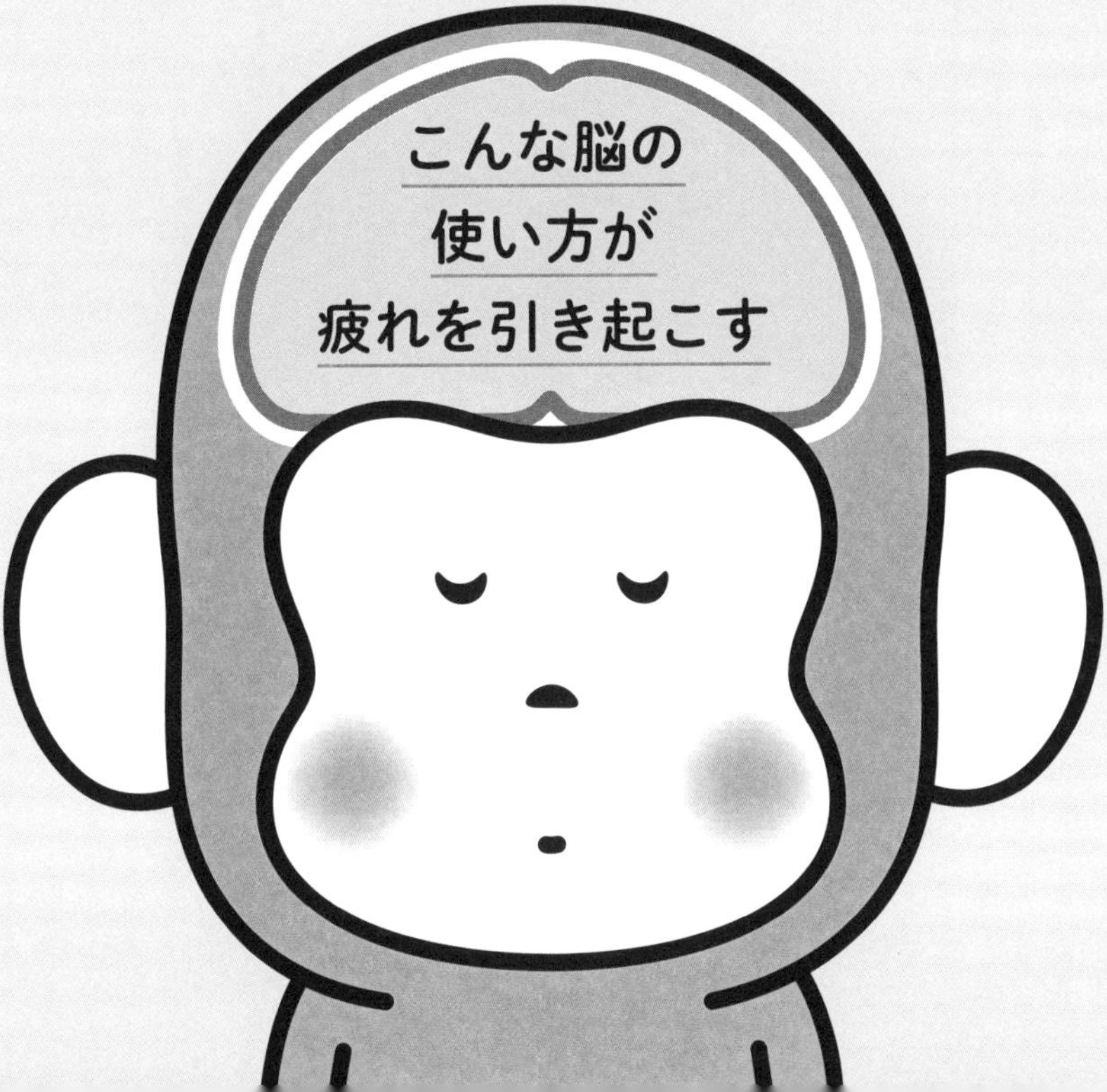

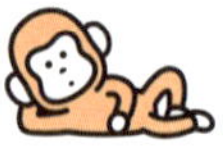

# どうでもいいことは「ルーティン化」してしまおう

**私たちが一日に下す決断の回数は、「朝起きてから白湯を飲むか、水を飲むか」といった小さな決定も含めると、1万回を超えるといわれています。**

ですから、疲れがたまって生産性とモチベーションが下がるのは、一日のうちに決めなくてはいけないことが多すぎることに原因があります。

さらに疲労が蓄積して限界に達してしまえば、頭がはたらかず、どんなに重要なことでも関係なくなってしまいます。脳は「大切な問題ではないから、優先して判断しなくていい」ことと、「何より大切だから、今すぐに決定すべきこと」の区別はつけることができません。そこに問題があるかぎり、すべてを全力で解決しようとします。

**効率を上げて精神的な疲労を避けるためには、どうでもいいことはキッパリやめて**

**しまうことです。**たとえば、朝起きて靴下を選ぶのは、他のやるべきことより大切なことでしょうか。すべての靴下を黒や濃いグレーなどダークトーンにまとめてしまえば、どれを履いても変わりはないため、ひとつの脳疲労から解放されます。

Facebook のCEOであるマーク・ザッカーバーグはいつも同じような服を着ていますが、彼は服を選ぶことへのスタンスについて次のように述べています。

「私は10億人に奉仕できる、とてもラッキーなポジションにいます。もし私が自分のどうでもいいことに時間を使っていたら、仕事が進みません。そんなことより、素晴らしい製品を作って自分たちのミッションを達成するほうが、よっぽど重要なことです」

また、コロンビア大学教授のシーナ・アイエンガー教授は、TEDで「選択肢の多さが意思決定に与える影響」についてスピーチをしています。

それによると、ある食料品店のジャム試食コーナーにおいて、ひとつのテーブルには24種類のジャムを、もうひとつには6種類のジャムを並べました。すると、24種類のテーブルでは6種類のテーブルより20％多い、約60％の人が試食しました。ところが、購入した人の割合を見ると、正反対の結果になったのです。

私たちの個人的な決定事項も、この実験と同じことがいえます。決定事項が多いために、何を優先すべきで、どの決定は不要なものであるかを判断できなくなっているのです。自分にとって優先的でないことは、自動化やルーティン化してしまい、脳のスペースを確保しておくことがオススメです。

24種類のテーブルで試食をした人のうち、実際に購入した人はたったの3％でした。しかし、6種類のテーブルから試食した人たちは、30％もの人がジャムを購入していたのです。選択肢が少ない方が、自分のほしいジャムを明確にできた人が多かったという結果になります。

私たちの個人的な決定事項も、この実験と同じことがいえます。決定事項が多いために、何を優先すべきでどの決定は不要なものであるかを判断できなくなっているのです。

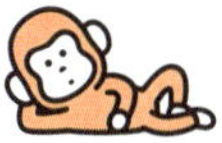

# 自分の優先事項を確認する

**日々の決定をルーティン化しようとしても進まないときには、自分にとってもっとも大切な決断はどのようなことか、改めて考えてみましょう。**重要なことの決定事項を先に空けておいて、他のささいなできごとを自動化してしまうとうまくいきます。

慣れてくるまでは、一日の流れを紙に書き出してみる方法がおすすめです。

朝起きたら、まず何をしますか？　顔を洗った後にすることは……？　毎日たいしたことはしていないと思っていても、実際に書き出してみると、置き換えられる行動の数はとても多いことがわかります。

たとえば、朝ごはんのメニューはあらかじめ1週間分を決めてルーティン化する。または夜のうちに作ってしまい、起きたら頭を使わなくていいようにしておく。毎日

「決断のルーティン化」で脳を有効活用しよう！

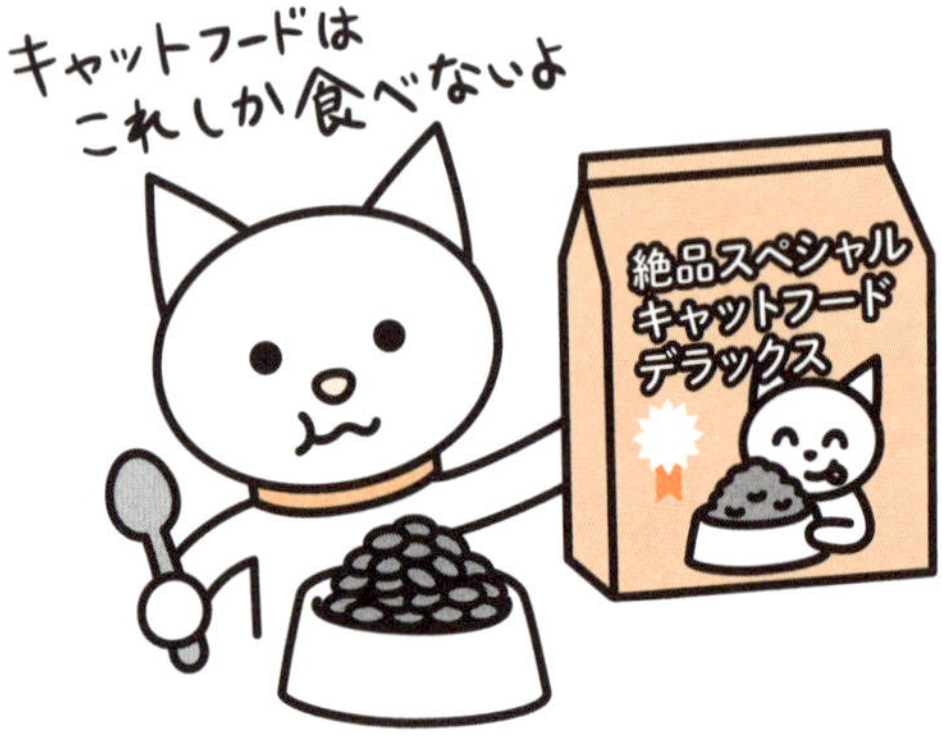
キャットフードは
これしか食べないよ
絶品スペシャル
キャットフード
デラックス

電車を使って通勤しているなら、乗る場所を決めてしまう。

これらが積み重なれば、膨大な数になります。そのひとつひとつを洗いだし、ルールをあらかじめ決めておくだけで脳の決定スペースが確保されるのです。

医師を生業としている私にとって、患者さんの診察をすることは何より大切な仕事です。毎日少なくても50人以上になる患者さんと最適な時間を過ごすことを考えると、昼食のメニューや、日中に口にする飲み物の種類を選ぶことはまったく重要ではありません。白衣の下に着るシャツや靴下の色も、清潔感さえあれば何色でも気にしません。

また、昼食のメニューは出前などから、スタッフに適当なものを頼んでもらうようお願いしていますし、飲み物はいつも決まったものを飲むようにしています。

ジョブズと同じというのはいささか気が引けますが、白衣の下に着るシャツの色も、靴下も清潔感さえあれば何色でもいいと考えています。

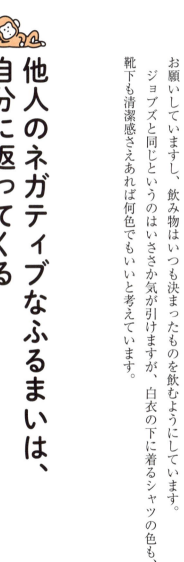

# 他人のネガティブなふるまいは、自分に返ってくる

私たちの脳には、他人の真似をする機能が備わっています。

まるで見えないネットワークでつながっているように感情を伝染させるのは、「共感細胞」と呼ばれるミラーニューロンがあるためです。TVドラマを見ていて悲しい気持ちになるのは、ミラーニューロンの働きで登場人物に感情移入しているためですし、「あくびをするとうつる」といわれているのも、この細胞のせいだといわれています。

人から移るのが幸せな感情やあくび程度ならよいのですが、ネガティブな感情やストレスも、同じように自分に取り込んでしまいます。カリフォルニア大学の研究者、ハワード・フリードマンとロナルド・リジオは、次のような論文を発表しています。

**「不安を言葉や態度で強く表現している人が視界に入ると、自分も同様の経験をする可能性が高い。それによって、脳のパフォーマンスが悪影響を受けるからだ」**

ミラーニューロンがあることで、私たちは他人の喜怒哀楽に共感したり、察することができますが、意図せずにその感情に引き込まれてしまうこともあります。この状態は「情動感染」とよばれています。気持ちが引き込まれているときは、共感よりもつられて同じ気持ちになっているほうが近いイメージです。

なぜか、幸せな感情よりもネガティブな感情や振る舞いの方が感染しやすい傾向にあります。だからこそ、職場で怒ってばかりの上司がひとりいるだけで、部署全体がピリピリしてしまうようなことが起きるのです。

ストレスを感じている友人や家族、同僚に会うと、自分まで瞬時に影響を受けてしまうことがあります。ある研究によると、ストレスを感じている人を見ただけで、被験者の26％がコルチゾール（ストレスホルモン）のレベルが高まったそうです。

これらの「セカンドハンド・ストレス（周囲から受けるストレス）」は、知らない相手よりも恋人からの方がより感染力が高いことがわかっています。40％の人が恋人の状況に影響を受け、見知らぬ他人のストレスに影響を受けた人も24％存在していました。

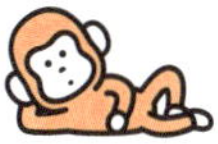

# SNSツールでもネガティブ思考はうつる

このような「気持ちの感染」は、直接会っていない人同士でも起こることがわかっています。

2012年にFacebookが大規模な実験を行い、2014年に科学誌に以下の発表を行いました。英語を使用するFacebookユーザーを対象に、68万9003人に対して行われた実験は、「対象ユーザーのニュースフィードを操作して、ポジティブとネガティブ、それぞれの言葉を含んだ投稿の表示を減らすと、ユーザーの投稿にどういった影響が出るのか」という情動感染に関するものでした。

PNAS(『米国科学アカデミー紀要』:Proceedings of the National Academy of Sciences of the United States of America)に掲載されたFacebookの論文によると、ポジティブな言葉の表示を減らされたユーザーの投稿には、ネガティブな言葉が含まれる回数が増えたそうです。

反対に、ネガティブな言葉を減らされたユーザーの投稿については、ポジティブな投稿が増え「SNSにおいても、情動感染が発生することが証明された」と結ばれています(ただし、この実験はFacebookユーザーに一切の告知なく行われたため、批判の対象になりました。のちに、Facebook側がユーザーに対し正式に謝罪しています)。

他人から受け取るネガティブな感情は、私たちのあらゆることに悪影響を与えます。最近では、ストレスは細胞レベルにまで悪影響をおよぼし、寿命を縮めることが判明しています。

外から不必要な感情を受け入れないようにするためには、マイナス感情を持つ人がいる場所にできるだけ立ち入らないようにすることや、自分のストレスに対する解釈を変えることも効果があります。ストレスと闘うことをやめて、「ある程度はあって当たり前」と捉えることで、自分への悪影響を減らすことに成功した実験が存在しています。

**つまり、セカンドハンド・ストレスから身を守るためには、自分自身をしっかり持つしかないのです。**自己肯定感が強い人ほど、他人からの影響を受けにくくなります。可能であれば、人と接するときはいつもポジティブな態度をとることを心がけ、自分が幸せの発信源になるようにしていましょう。すると「自信があって、いつも幸せそうな人」という印象がつき、自然に満たされた人たちが周りに集まってきます。

ここで、簡単にできるポジティブトレーニングをお教えします。

「コップ半分の水」がどのように見えるのか？　というたとえは有名ですが、この残った水と同じように意味をポジティブに変換してみてください。

- コップに半分水が入っている　↓　まだ半分も水が残っている
- 寝過ごしてしまった　↓　ゆっくり眠れたから、疲れがとれた
- 優柔不断で困る　↓　たくさんの可能性を考えられる想像力を持っている

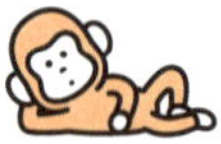

# 自律神経を酷使する現代社会

自律神経とは、循環器、消化器、呼吸器などの活動を調整して血圧や心拍数、汗の量などを調節するために24時間働き続けている神経です。日中起きているときに活発

になる交感神経と、リラックス時や睡眠時に活発になる副交感神経があります。

自律神経を酷使しすぎると、それぞれのバランスが崩れてしまいます。ストレスや不規則な生活によって自律神経の働きが乱れると、全身にさまざまな不調が表れてきます。

人間関係や仕事からくるストレスや悩み、過労は、自律神経を乱す大きな原因になります。私たちは朝に起きて夜に眠る一定のサイクルで動いているため、極端な寝不足、昼夜逆転などの不規則な生活も、交感神経と副交換神経のバランスを崩してしまいます。

自律神経は発汗や体温調節をする役割も担っているため、一年中エアコンなどで空調が整いすぎている場所にいる場合も、はたらきが鈍くなることがあります。

# 自律神経が乱れることで起きるおもな病気

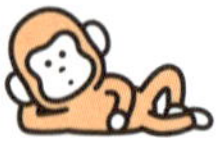

- 自律神経失調症……ストレスや疲労が原因で自律神経が乱れてしまい、体だけでなく心にも不調が表れる症状が特徴。緊張、不眠、倦怠感、不安、吐き気、頭痛、多汗や動悸など、全身に影響がおよびます。人によって、症状の出かたが異なります。
- メニエール病……ストレスなどが原因で、内耳のリンパ液が増えすぎてしまった状態。めまいや耳鳴り、難聴が起き、多くの場合には吐き気をともないます。命の危険はありませんが、放置した場合、耳鳴りや難聴が進行してしまいます。
- 過呼吸症候群……強い緊張や不安がきっかけで、突然に浅く速い呼吸を繰り返す疾患。動機が激しく、発症している本人は酸欠状態のような息苦しさを感じます。呼吸のしすぎによって血液中の二酸化炭素が減少してしまうため、めまいや筋肉のこわばりなどが起きることもあります。

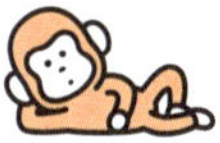

## 自律神経を乱さないための予防法

自律神経は私たちの生命を守るために、自動的に血圧や心拍数を管理してくれています。これらは人の意思が及ばない領域で、意図的に回数や体温などを調整することができません。

そのなかでも唯一呼吸だけは、自律神経が支配下に置いている中でもコントロールが可能な部分です。ヨガや瞑想、太極拳など、呼吸を意識したアクティビティをすることで、副交換神経が優位になるように促すことができます。

交感神経は、戦闘モードに入っているときに、強く活動する神経です。はるか昔は、

自律神経は「バランス」が大事

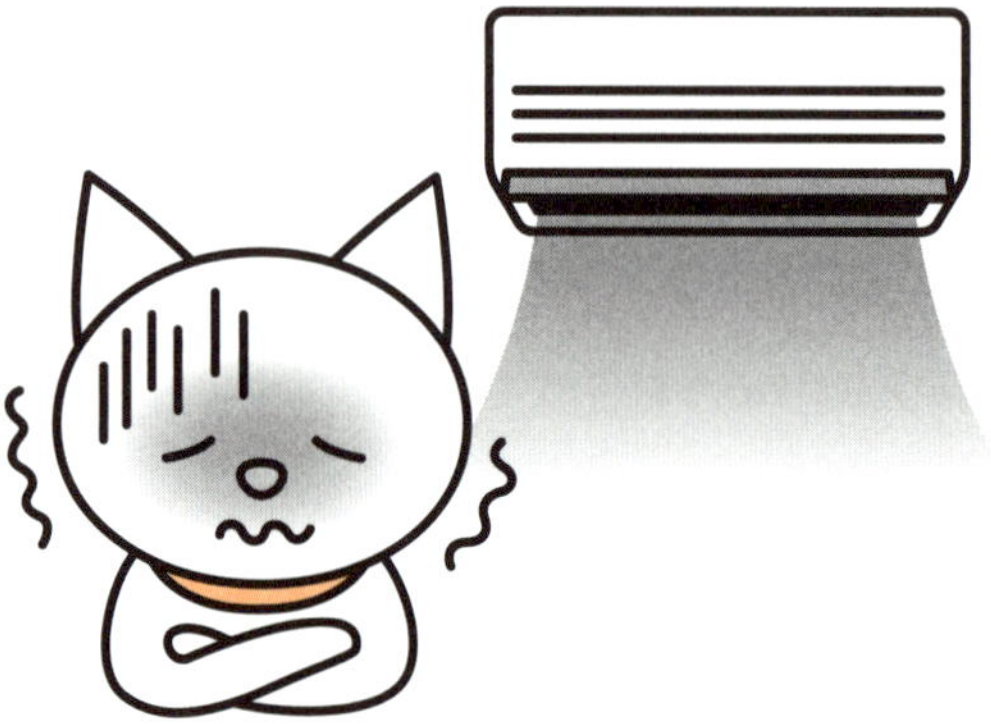

マンモスを狩りに行くときなどに交感神経優位に切り替わっていたはずです。現代では、それがオフィスに向かうとき、出勤するときに変わっているというわけです。

つまり、私たちはあまりにもしじゅう気を張っている状態のため、常にアクセル全開で生きているようなものなのです。それでは疲れて、自律神経のバランスが崩れるのも当然。もしも疲れが取れにくいと感じたら、毎日わずかな時間でも意図的に呼吸を意識して、緊張を緩める時間を持つようにしましょう。

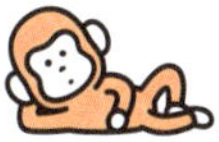

# 情報の洪水には、脳内の情報断捨離で対処する

いまはＴＶやインターネットのおかげで、簡単にほしい情報を手に入れることができます。私たちは常に何らかの情報にさらされていることが当たり前になっていて、インプットばかりの状態の人が多いのではないでしょうか。

常にスマホを手元に置き、インターネットにつながっていないと落ち着かないのは、ベースに不安がある証拠です。「新しい情報を知らないと、まわりに置いていかれてしまうかもしれない」と、無意識で感じているのです。

「情報を知らないことで損したくない」と感じてしまう実感があったら、要注意です。このときに感じているのは「他の人よりも得をしたい」ではなく、「損だけはしたくない」という気持ちです。お金や労力を人よりも多く支払うことを避けたいあまり、より多くの時間を情報探しに費やしてしまう……。時間こそお金で買うことができない財産ですから、これでは本末転倒です。

お得な情報が見つかったとして、その情報は本当にあなたの役に立つのでしょうか？　多くの人はその情報がどう自分の役に立つのかわからないまま、より「いい情報」を求め続けている気がしてなりません。

脳内に不要な情報があふれていたら、必要な情報を探すのにも時間がかかります。さらに精査することなく情報を放り込むばかりでは、ジャンクな情報が頭の中で散らかり、脳が混乱してしまうのです。

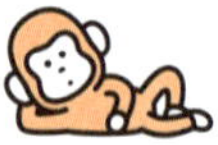

## 情報断捨離に必要な力

頭を常にクリアな状態にしておくためには、「自分の中に必要のない情報は取り込まない」、「取り込んだ情報は十二分に活用する」ことを習慣化することが大切です。

- **情報を取り込む力**
- **情報を理解する力**
- **情報を誰かに伝える力**
- **ひらめく力**

以上の4つの力を高めることで、自分に必要な情報だけをピックアップして取り込み、さらに自分らしく使いこなせるようになります。ほとんどの人が情報を取り込む力は持っているのに、それだけで理解したつもりになって満足してしまっています。知識は使って自分のものにするからこそ、意味があるのです。

世の中にあるアイデアや発明の多くは、これらの力をうまく活用しています。それは医療の世界でも同じで、研究や治療法などほとんどのアイデアはゼロから生まれたわけではなく、組み合わせの妙で生まれてきます。完全なゼロから出てくるものは、「世紀の大発見」とよばれるものくらいではないでしょうか。

取り込んだ情報を理解して外に出していくには、インプットする量を減らし、「理解する時間」を持つことです。人は無制限に情報を入れることができなくなれば、自分が求めるデータを取捨選択するようになります。さらにいえば、努力して取り込んで、時間をかけて理解した情報は、アウトプットするとき、より良いものになります。

情報を出す場所は、仕事などのオフィシャルの場ではなく、ブログでもいいですし、数行だけの日記もおすすめです。誰にも見せない前提で書く日記は、自分への認知が深まるいい資料になります。毎日書くのですから、内容はドラマチックである必要はなく、箇条書きでかまいません。日々食べたものや着たもの、行った場所など、どんな内容でもいいのです。

**ただし、事実だけではなく、そのとき感じたこともつけ加えるようにしましょう。**自分がものごとをどのように認知しているのかが分かると、偏っていた思考のクセも徐々に直っていきます。

ランチに初めて行ったお店で食べたものが美味しかったなら、何を食べ、どうおいしいと感じたのか。そのお店はどんなお店で、居心地はどうだったのかなどです。自分がものごとをどのように認知しているのかが分かると、偏っていた思考のクセも直っていきます。

毎日書く文章で前向きな言葉を使っていると、日常の気持ちも自然と前向きになってくるものです。ほんの数分でできますので、もやもやした気持ちが続いている方はぜひ試してみてください。

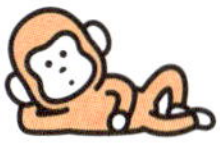

# マルチタスクは実は脳に悪い

意外に思われるかもしれませんが、基本的に人間の脳は、マルチタスクに向いていない構造をしています。

多くの人はマルチタスクをしようとすると、個別のタスクに集中するのではなく、自動運転のような流れ作業にシフトしてしまうからです。その場合は効率を上げようとすればするほど、集中力が失われていきます。いくつかのタスクを要領よく並行させることに慣れると、脳の持つ意識を集中させる力が失われていくからです。

ほとんどの作業は訓練によって効率を高めることができますが、マルチタスクに関しては、取り組むほどに情報の取捨選択力や作業を切り替える能力が落ちていくことがわかっています。

スタンフォード大学が２００９年に公表した調査結果によると、日常的に複数のタスク処理に追われている人々は、それによって認識能力が悪影響を受けていることがわかりました。

「Cognitive Control in Media Multitaskers」（メディアマルチタスカーの認知制御）と題された調査報告書では、タスク切り替えのテストで「多数のタスク処理をする人たちの能力」は「少数のタスクを処理するユーザーたちの能力」よりも劣るという結果になりました。

**私たちがマルチタスクに挑戦している際には、すべての物事を並行して進めていると思い込んでいます。ところが、実際には同時にいくつものタスクを処理しているわけではなく、「スイッチタスク」をしているだけ。**その結果、短いスパンでひとつの仕事を中断して次の仕事に取りかかることになります。つまり、毎回短時間で集中を止めていることになり、これでは生産性が上がるはずがありません。

ロンドン大学の精神医学科チームは、「Ｅメールや電話によって気を散らされたときにビジネスパーソンのＩＱは低下し、徹夜明けの数値とほぼ同等になる」と発表しています。この結果はマルチタスクを一時中断して作業対象を変えた場合でも、まったく同じことがいえるでしょう。別の研究ではマルチタスクの切り替えによって、生産性が40％も下がるとした報告もあるほどです。

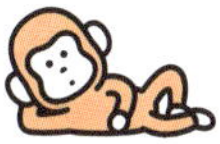

## マルチタスクによって、脳機能が分断される？

フランス国立衛生研究所のシルバン・シャロン博士らがサイエンス誌に発表したレポートには、「２つのタスクを処理するときに、脳の左右の前頭葉が自動的に処理能力を2つに分断してしまうことがわかった」とあります。

この結果では、複数のタスクを同時に進めようとすると、タスクの数が多ければ多いほど処理能力が下がっていくことになります。

さらに、研究結果への補足として、「マルチタスクを試みるにあたり、3つ以上に取り組むことは人が持つ前頭葉機能の能力を超えている」とコメントしています。

やはり、聖徳太子のように何人もの話を聞き分けたり、ドラマの世界で見るようなデュアルタスクをこなせる人は存在しないのでしょうか？

実は、世の中にはいくつかのタスクを並行して管理するのが得意な人も、わずかながら存在します。彼らは「スーパー・タスカー」とよばれる、人類のなかでたった2％の選ばれし存在です。

私も、車を運転しながら記憶タスクを扱えるような能力に憧れますが、残念ながらその能力は生まれつきであり、シングルタスクの人が後からマルチタスクをするための力を伸ばすことは、これまでの研究結果をみるかぎり、避けたほうがよさそうです。

マルチタスクには憧れるけど……

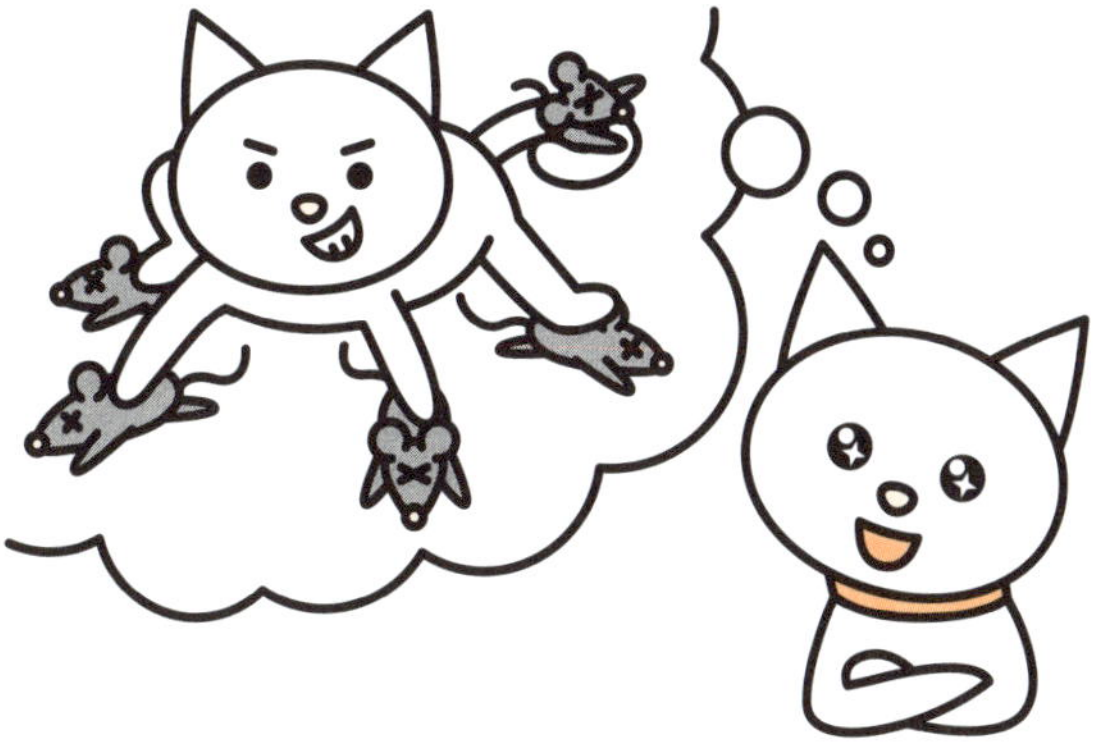

並行して行う作業は、どうしてもやむをえないときに2つまで。終わったら脳を休ませるために、即時リラックスの時間を設けることを徹底しましょう。

## まとめ 3

- どうでもいいことこそ「ルーティン化」することで、生産性が上がり疲れにくくなる
- 脳を効率的に動かすために、自分にとって大切なのは何かを知る
- ネガティブな人には近づかない
- 一日のうちで必ず緊張をとく時間を持ち、自律神経をゆるめる
- 情報に触れすぎてる実感がある時には、断捨離を実行する
- 瞑想、ヨガ、太極拳など呼吸を意識したアクティビティで交感神経が整う
- 「情報を知らないことで損したくない」気持ちを感じたら、情報中毒 のイエローサイン
- 知った知識をアウトプットする場所を持つ
- マルチタスクは認識能力の低下を招く
- マルチタスクを正確に行える「スーパータスカー」は、人類のたった2%

Lecture

# 4

# 正しい睡眠×瞑想＝最強の休息法

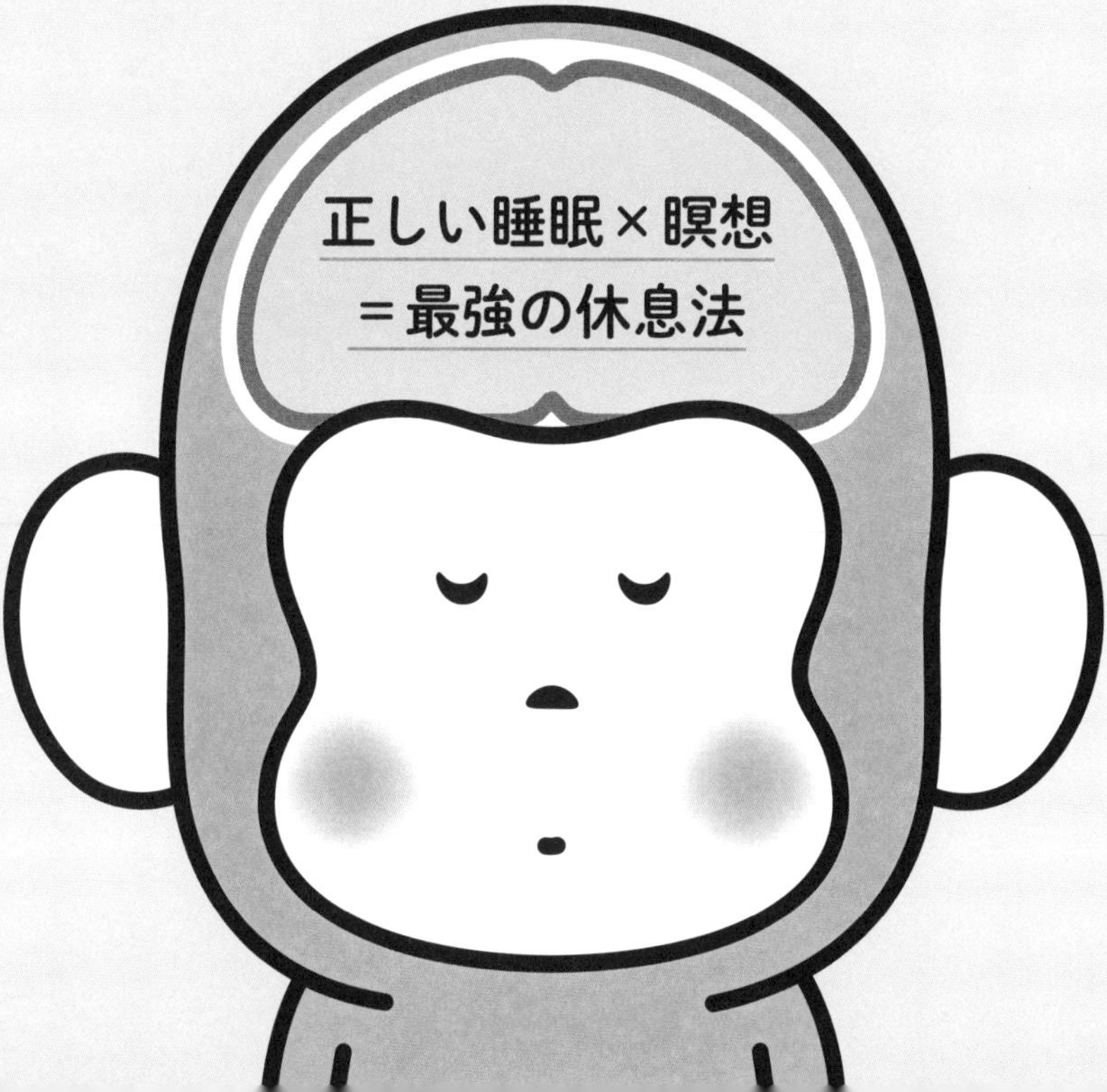

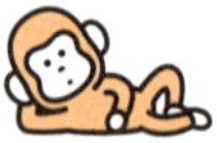

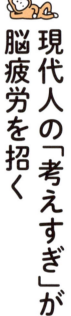

# 現代人の「考えすぎ」が脳疲労を招く

このところ、なにも考えずにぼーっとした記憶はありますか？

空や海を眺めて「綺麗だなー」と感動したのは、どのくらい前のことでしょうか？

私たち現代人は、いつも時間に追われて生きています。そして、常になにかしらの考えごとや、悩みごとを抱えています。もしかしたら読者のみなさんの中には、「自分は好きな仕事をしているし、毎日が快適だからそれほど悩みごとはない」という方もいるかもしれません。

少し、質問を変えてみましょう。

たとえば、ＴＶをつけっぱなしにしているときに美味しそうな食事を出すレストランの映像が流れたとしたら、「あのお店はどこにあるんだろう」「ディナーだとどのくらいかかるかな」「でも給料日までは厳しいから、行くなら月末にしよう」などと、一瞬のうちに考えたりしませんか？　おそらくＴＶがついている間じゅう、いろいろな評価や感想、考えなどがずっと浮かび続けているはずです。

ほとんど無意識に行われているこれらの思考も、実は脳にとっては悩みごとのひとつになります。ほんのわずかな時間に行われるささいなできごとに感じますが、イメージが発生している以上、脳はしっかりとはたらいています。私たちの脳は意識する、しないに関わらず、これらのイメージによって勝手に働き続けるようにプログラミングされているのです。そして、ふいに始まるこれらの思考は休まることがなく、その結果、いつでも脳が疲労を抱えることになります。

人体の中で、脳が占める面積はわずかな割合です。大人になれば、脳の大きさは誰でもほとんど同じ、１・５キロほどになります。

たったこれだけの重さしかないのに、一日に摂取する総エネルギーのうち20％も消費するのですから、脳はとんでもないエネルギーイーターなのです。もはや「効率の悪い臓器」といえるでしょう。

面積が小さいにもかかわらず、それだけエネルギーを必要とするのですから、疲れやすいのも当然のこと。脳を疲れにくくするためには、燃費の悪い小さな車を持っているのだと考えて、こまめにガソリンを入れケアをするしかありません。

具体的には、悩みごとや決定をしなければならない機会を意図的に減らし、休ませるしか方法はないのです。

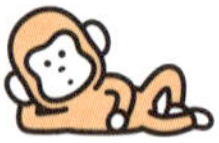

## 脳は毎日1万回の決断を繰り返している

脳医学上、人の悩みや決定の量には上限があると考えられています。

平均的に、私たちは一日あたり1万回の決断を繰り返しているそうです。朝ごはんは何にするか、いつもと同じ時間の電車に乗るか、それとも雨だから一本早いものに乗って通勤するのか……。これらは時間をかけて悩むほどのことではありませんが、

小さな決断の積み重ねが、脳疲労になる

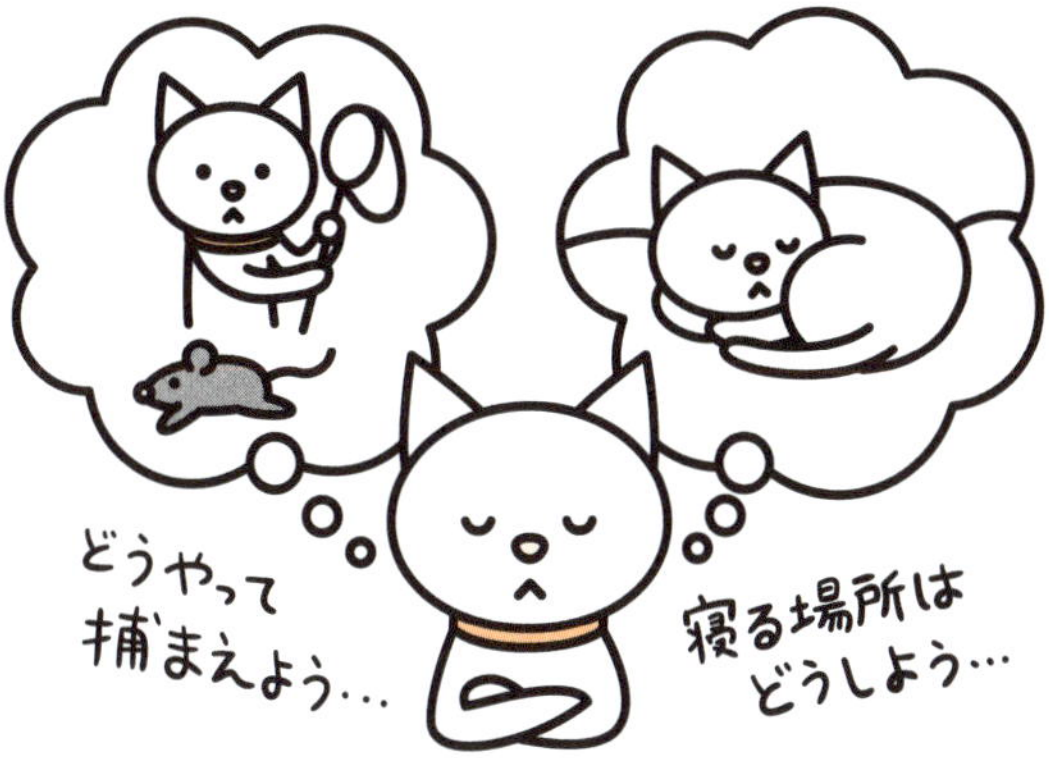
どうやって
捕まえよう…
寝る場所は
どうしよう…

それぞれ一つの立派な決断です。

小さな決断が積み重なることで、徐々に脳に疲労が蓄積されていきます。当然のことですが、大切な決断をするときに、すでに脳が疲れ切っているようなことは避けなければいけません。日ごろから意識して決断の回数を減らすことが、より大切な決定を万全の状態で考えることにつながります。

これらの考えは、意識的に考え始めているわけではなく、勝手に脳が思考をしているため、「自分の脳は、無意識的な思考や決断に支配されている」と気づかないかぎり、積み重ねの回数を減らすことはできません。

そのことを知っていたオバマ元大統領やスティーブ・ジョブズは、とことん日々の生活を習慣化し、朝起きてからすることを決め、洋服もいつもワンパターンのものを身につけていました。オバマ大統領はいつも同じ型のスーツでしたし、ジョブズは黒いタートルネックのセーターしか身につけなかったことはあまりにも有名です。彼らは毎日の小さな決定を放棄することで、より重要なものごとを決めるためのスペースが失われることを避けたのです。

日本でも経営者の間などで、この考え方が徐々に広まってきています。

かくいう私も、白衣の下に着るシャツやTシャツの色は、おもにグレーやネイビーなどのダークカラーで、形もほとんど同じものを1週間分揃えています。これらがまったく違った形をしていた場合には、毎朝服を着るときに選択しなければいけなくなります。けれども見た目がほぼ変わらないものであれば、毎日ランダムに手に取り、袖を通せばいいだけです。

私の場合、脳のリソースを守れば仕事で使えるスペースを確保することになり、それは、診察でより多くの利益を患者さんに提供できることにつながります。

夕方になると疲れてぼんやりしてしまう自覚があるビジネスパーソンは、日中までに必要以上に小さな決定をしすぎているのかもしれません。

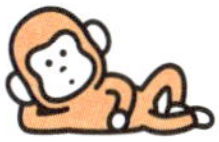

## 他人の目を気にするのは何のため？

この話を病院で患者さんに伝えると、「毎日同じような服を着ていたら、周囲に変な目で見られそうで……」とよく言われます。

多くの人は周りの視線を気にしますが、基本的に、他人はそれほど自分以外の人を気にしていません。おそらく、あなたが毎日似たような色の服を着回していても、まったく気づかないでしょう。さらに、もし「いつも似た服を着ていますね」と言われたところで、あえてそうしているのだと伝えてしまえばいいだけです。

あなたがアパレル関連の仕事についているなど、服装が重要な意味を持つなら、毎日まったく異なる印象の服を着ることも業務のひとつかもしれません。しかし、そうでないのであれば、**特定の服を制服化してしまうことは、ビジネススキルのひとつになりえます。**必要以上に人の目を気にすることで仕事の効率を落とすことにつながる可能性があるなら、それは本末転倒なのではないでしょうか。

ちなみに、元オバマ大統領の場合には、在職中同じようなスーツを着ていることについて問われることはほとんどなかったそうです。私たちの場合、もし似たような服を着ているのを気づいた人がいたとして、一度説明すれば同じ質問をされることはなくなりますし、聞いてもらえたなら、「何か言われるかもしれない」と、不安を抱き続ける不毛な時間はなくなります。それこそ自分のポリシーを示すきっかけになって、ちょうどいいではありませんか。

そう考えると、スーツで仕事に行っている人は、元から不要な決断を回避できていることになります。スーツの色、ワイシャツの種類、ネクタイとの合わせ方を一週間分ルーティンにしてしまえば、朝は何も考えずに着替えればいいわけです。ランチに行くお店や社員食堂で食べるものも、曜日ごとにあらかじめ決めてしまえば、それだけ選択の回数に余裕ができます。

ただし、「朝のコーディネイトが楽しくて仕方ない」人は無理して、選択の時間を削ってまで習慣化する必要はありません。いくら楽しくても決断であることに変わりはないのですが、好きな決断をしているかぎり、脳が疲れを感じることはないからです。

ご飯のことを考えるだけで幸せな人も、メニューをルーティン化してしまったとたん、毎日が味気なくなってしまうことでしょう。一度は自分にとってどの決断を自動化したらより快適になるのか、一日を振り返って考えてみることをおすすめします。思ってもいなかったことが自分の負担であることに気づいたり、反対に、面倒だと思っていたのに意外にも楽しんでチョイスしていることがあるかもしれません。

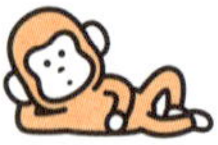

# 瞑想が、考えすぎに気づかせてくれる

瞑想を忙しい時間の合間にほんの数分試みるだけで、自分がいかに頭の中がいらない情報に満たされ、考えすぎている状態なのかを気づかせてくれます。

「ただ、自分がここにいる」状態を一瞬でも感じると、どうしてこんなにも楽な気分になれるのでしょうか。

私たちの脳は、ふだんからあまりにも多くの情報に触れています。そしてそれらの処理を試み始めると、量の多さから注意すべきことがコントロールできなくなり、思考が混乱して暴走し始めます。

本来であればいますぐやるべきタスクがあるのに、忙しいときほどつい机の上を片づけ始めてしまうなど、仕事と関係ないことをしたくなるのは、自分が抱えている（脳にインプットしている）情報が多すぎるのが原因です。このときに瞑想をすると、脳の暴走が解除されてフラットな状態に戻ります。

外資系企業などでは、社員たちに休暇を取得させることが必須のルールになっていることも多いものです。これも忙しすぎる仕事を続けるより、定期的な休日で仕事から離れることが、かえって効率アップにつながることが周知されているからです。

日本人はつい、「休まず働き続けることが結果につながる」と考えてしまいがちですが、それでは結果が出るどころか、あまりに非効率なことに気づくべきときがやってきたのかもしれません。

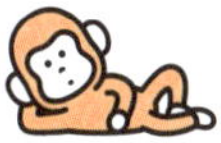

## 考えすぎのときは、瞑想を試してみよう

自分の頭が混乱していると感じられた場合に、試してみていただきたいことがあり

ます。それは、「とにかく動く」こと。1964年の東京オリンピックの頃に比べ、現代人は40％程度しか動いていないそうです。

たしかに交通網は当時より発達していますし、洗濯機はボタンひとつで乾燥まで終えてくれます。当時はルンバのようなお掃除ロボットはもちろん、食洗機もありませんでした。ちょっとしたデパートに行くのさえ一日がかりで、バスや電車で出かけていた人が多かったはずです。

小さなことでは、かなり離れた距離からでもTVのスイッチが入るリモコンなども運動不足に拍車をかけています。たった十歩の距離であっても、朝晩365日分が積もると、かなりの距離になってきます。

忙しい私たちにとって便利さはありがたいものですが、それと引き換えに体が蝕まれていくことも事実です。体を使わずに頭で判断するだけの生活を続けていると、「いかに損をしないか」の思考にどんどん傾いていってしまいます。

ときにはリスクヘッジも必要ですが、「いかに得をするか」でさえなく「損をしないか」ですべての物事を考えてしまうのは悲しいことです。

## アメリカの心理学者・行動経済学者のダニエル・カーネマンによって唱えられたプ

一日1回、いつもと違うことをしてみよう

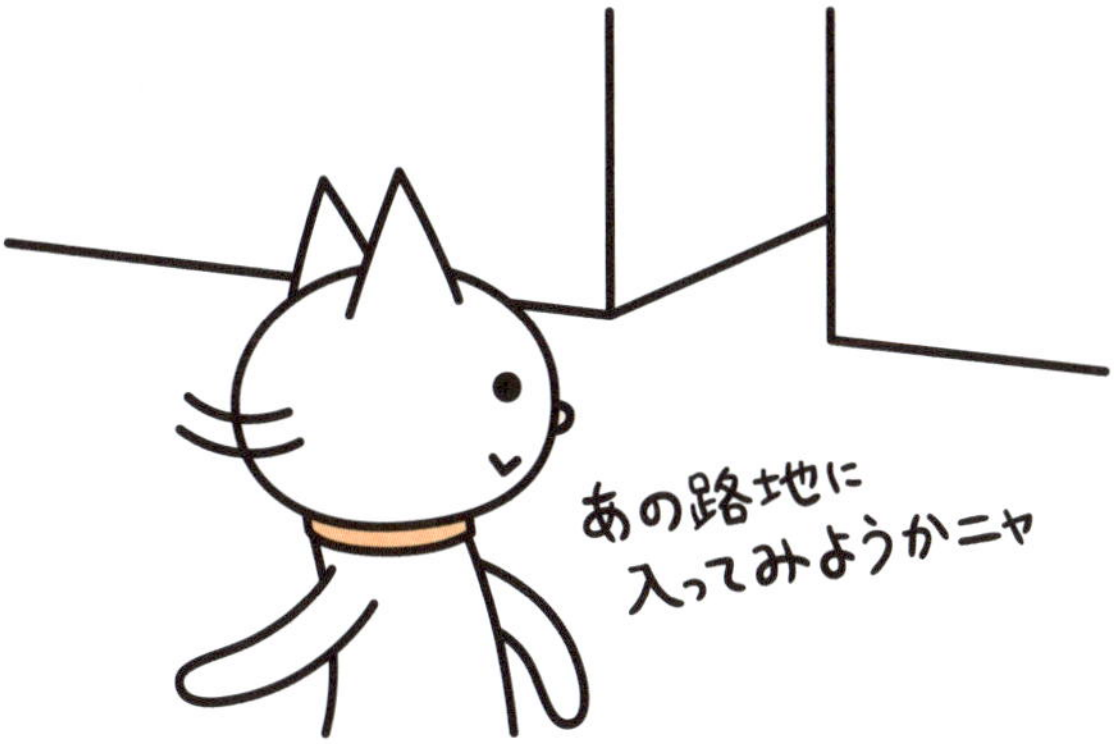


**ロスペクト理論では、人はだれでも損をより多く見積もる傾向があることがまとめられています。**友人や知人と自分を比べて、「あいつよりも損をしたくない」が判断基準になってしまうのです。

**自分らしさを取り戻して頭でっかちの状態から抜け出るためには、体の感覚を研ぎ澄ますための時間を持つことがおすすめです。**運動不足の解消もかねて、歩きながらの瞑想が適しています。

おそらくみなさんが知らない場所やお店に行くときには、必ずと言っていいほど、スマホで地図を確認しながら移動しているのではありませんか。

そこで、次の休日には自分の判断する力を呼び戻すために、インターネットにつながる機械や地図は持たずに、自宅の周辺を歩いてみてください。

歩いたことのない小さな路地を見つけたら、ぜひちいさな冒険に出てみましょう。久しぶりにくまなく自宅の周りを歩くだけでも、さまざまな発見があるはずです。

新しいパン屋ができていた、季節が変わってひまわりが咲き始めた……いつもの悩みはこの間だけ放り出して、外の世界に集中しましょう。歩きながら景色や気温、風に当たる感覚を味わい感じることで、使っていなかった脳の部分が活性化してきます。一見ただの散歩に思えるかもしれませんが、こうした時間を持つことこそ脳の能力を上げることにつながります。

私たちは、つねに「情報を取りこぼしたら、置いていかれるのではないか」などの不安感を抱えています。損をしたくないと考えてしまうのも、同じこと。いつでも何らかの情報のインプットを続けることに中毒気味になっているといえます。

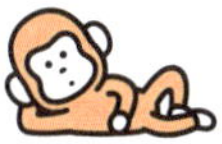

# 瞑想が生まれた背景にあるもの

この章では改めて、瞑想が生まれた背景についてお伝えしていきたいと思います。

少し難しい話に感じるかもしれませんが、瞑想がどんな成りたちで生まれたかを知る事で、より身近に感じられるようになるのではないでしょうか。

マインドフルネスと訳されることも多い「瞑想」は、2600年前に仏教の開祖、ブッダにより提唱されました。現代であれば治る病気も、治療できずに人々が命を落としていった時代です。ブッダは日々のつらさや個人の悩み、病気などからいったん離れ、自分自身と向きあう方法を説いたのではないでしょうか。

ブッダ自身によって瞑想に関する教えが書かれた教本のひとつとされる経典、「呼吸による気づきの教え」（アーナーパーナ・サティ・スッタ）に瞑想の教えが掲載されています。

経典とは、いわゆる「お経」のこと。私たちが法事などで耳にするお経も、物語や教訓になっています。いわば、お経とは仏教を信心する人たちに向けた、生活のための心得や説法をまとめたマニュアル本といえます。

次のページに掲載されている「呼吸による気づきの教え」を見ると、全体が4つのパートから成り立っていることが分かります。

これは身体と五感、迷いや欲望・怒りなど感情面に関連した心の動きを、じっくり時間をかけて観察するトレーニングです。さらに最初の「身体に関する組」における、1と2のセンテンスだけ「……と知る」と結ばれていて、それ以降は、「……訓練する」と統一されています。

最初のふたつを試すと、人は息を吸い吐く動作を繰り返して生きているのだと感じられるはずです。ヨガをはじめとしたさまざまなトレーニングでは、呼吸法によって身体と心のつながりを意識させるしくみですが、瞑想の初期段階では逆のアプローチがとられます。呼吸を意識的に行わないようにすることで、自分が「いま、ここ」に存在していることが認識できるのです。

実は、4つある教えのうち、この導入部分がもっとも重要だといわれています。ほかの箇所より簡単に感じますが、その理由はこんな法話で解説されています。

「見るものは見ただけで、聞くものは聞いただけで、感じたものは感じただけ、考えたことは考えただけでとどまりなさい。そのときあなたは、外にはいない。内にもいない。外にも、内にもいないあなたはどちらにもいない。それは一切の苦しみの終わりである。」（テーラワーダ仏教／アルムボッレ・スマナサーラの法話より）

段階が進むにつれて、トレーニングは難しくなっていきます。

最後の法則性に関する組では『「無常であることを繰り返し見つめながら息を吸おう」と訓練し、無常であることを繰り返し見つめながら息を吐こう』と訓練する』と説明されています。ここまでくると、悟りを開く境地にいたっている印象を受けます。

マインドフルネスとは、この修行法のさわりであることを知ると、また違って見えてくるのではないでしょうか。

## アーナーパーナ・サティ・スッタ（安般念経）

### 1 身体

（1） 息を長く吸っている時、吐いている時はそれと知る
（2） 息を短く吸っている時、吐いている時はそれと知る
（3） 全身を感じながら息を吸い、吐くと訓練する
（4） 全身を静めながら息を吸い、吐くと訓練する

以上、いつも身体そのものに注意し続けることで貪欲と苦悩を取り除く

### 2 感覚

（1） 喜悦を感じながら息を吸い、吐くと訓練する
（2） 楽を感じながら息を吸い、吐くと訓練する
（3） 心のプロセスを感じながら息を吸い、吐くと訓練する
（4） 心のプロセスを静めながら息を吸い、吐くと訓練する

以上、いつも感覚そのものに注意し続けることで貪欲と苦悩を取り除く

### 3 心

（1） 心を感じながら息を吸い、吐くと訓練する
（2） 心を喜ばせながら息を吸い、吐くと訓練する
（3） 心を安定させながら息を吸い、吐くと訓練する
（4） 心を解放させながら息を吸い、吐くと訓練する

以上、いつも心そのものに注意し続けることで貪欲と苦悩を取り除く

### 4 法

（1） 無常であることに意識を集中させながら息を吸い、吐くと訓練する
（2） 色あせていくことに意識を集中させながら息を吸い、吐くと訓練する
（3） 消滅に意識を集中させながら息を吸い、吐くと訓練する

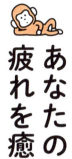

# あなたの睡眠は、疲れを癒やしていますか？

身体と脳の疲れを回復させる静的な方法（パッシブレスト）の基本は、睡眠をとることです。野生動物でさえも自然にできているように感じますが、これにはちゃんと医学的な根拠があります。

私たちが疲れを感じるときには、体内に「疲労因子」が蓄積しています。この疲労因子（ファティーグ・ファクター）とよばれ、日本では頭文字をとって「疲労因子（ＦＦ）」とよばれています。疲労因子ＦＦの存在を世界で初めて見つけたのは、東京慈恵会医科大学ウイルス学講座の近藤一博教授でした。

呼吸をすると多くの酸素が身体に取り込まれますが、このうち1、２％が活性酸素に変化します。おもな活性酸素にはスーパーオキシド、ヒドロキシルラジカル、過酸化水素、一重項酸素の４種類があります。

もともと活性酸素とは、ウイルスや細菌を退治する大切な存在。しかし、必要以上に増えすぎてしまうと、健康な細胞まで酸化させ破壊してしまうために、まわりの細胞に大きなダメージを与えることになります。

細胞が酸化ストレスにさらされると、老化やがん、動脈硬化などの症状が現れます。活性酸素が自律神経や筋肉などにダメージを与え酸化させることで、細胞から老廃物が排出されます。すると脳にアラートが伝わり、「細胞がストレスを受け、疲労している」と認識されるのです。

いっぽうで、私たちの身体は、疲労を回復させるための物質を生みだしてもいます。これは、「ファティーグ・リカバー・ファクター」の頭文字から「FR」ともよばれています（本書では分かりやすくするため「疲労回復因子」と呼びます）。

体内に疲労因子が増えると、それに比例して疲労回復因子も増加します。疲労回復因子は疲労因子を無害化し、ダメージを受けた細胞の修復を促します。その結果、有効な疲労因子を減少させることができるというわけです。

疲れを感じないようにするためには、疲労回復因子を増やし、よく働かせることが大切です。因子がよくはたらく人ほど疲労を溜めにくく、疲れにくいことが判明しているからです。これには、自分に合った睡眠時間と眠りの質を確保することが、何よりの方法になります。

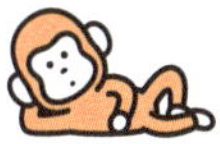

## 睡眠時間・環境は十分に足りていますか？

どんな環境でどの程度の時間眠ればいいのかなど、睡眠の質は特に個人差が大きいジャンルです。しかし、誰にでも同じように使える、「よい睡眠がとれているか」のチェック方法があります。

**確認すべきポイントは、「日中に眠気を感じることはないか」どうかです。**昼食を食べた後などではなく、昼間の時間帯に眠気を覚えるようであれば、夜の睡眠時間が足りないか、睡眠環境が適していない可能性があります。

人によって必要な睡眠時間は異なるため、何時間以上寝なければいけないという平均値よりも、自分自身で昼間のパフォーマンスを通して睡眠の質を測るようにしましょう。

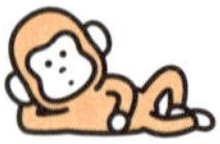

# 快眠のために必要な、たった一つのこと

私たちは夜になると自然に眠くなり、睡眠をとっています。この眠りの時間は日中に酷使した体を休めるための時間に思えますが、実際には「脳によって、脳を休ませるための時間」と考えられています。

すでにお伝えした通り、脳は24時間働き続ける器官ですが、睡眠によって休息する部分もあります。私たちが眠っている状態は、睡眠を管理する「眠らせる脳」（脳幹）と、管理される「眠る脳」（大脳）によって作られています。

起きている間の脳は、多くのエネルギーを消費しながら細かいジャッジを繰り返し、活動しています。活動の過程で活性酸素などの老廃物が大量に発生するため、掃除時間をとることが欠かせません。脳をクリーンにするには大脳をいったん沈静化させる必要があるため、睡眠によって部分的に休ませる必要があるのです。

**脳が休まるのはもっとも深い眠りである、ノンレム睡眠のときです。**浅いレム睡眠のあとに訪れるレム睡眠の時間を、いかにして途切れさせずに起床時間を迎えられるかが、脳から老廃物を取り除き、翌日のパフォーマンスを上げるたった一つの方法です。

この時間がうまくとれれば、翌朝はすっきりと目覚めることができ、クリアな思考で午前中から仕事に向かうことができます。しかし、何らかの原因でノンレム睡眠が途切れてしまうと、「睡眠はとったはずなのに起床時に疲れが残っていて、何だか頭が重い……」という状態になってしまいます。

レム睡眠の間に休ませていた大脳を鎮静から解き放ち、再び活性化させることも睡眠が持つ大切な役割です。これらの90分ごとに行われるサイクルがはたらくことで、脳の活動や記憶力を維持することができます。

つまり、睡眠は大きな脳を維持するために、人間の進化の中で習慣化されてきたといえるでしょう。睡眠の習慣ができたことで、大脳はようやく繊細さと高い性能を両立することに成功したのです。

近年の研究では、「睡眠不足に陥ることなく毎日適切に眠ることができれば、脳のノイズが除去されて人間の知能指数はさらに上がるだろう」との結果が出ています。今後脳にいい睡眠法の研究が進めば、正しい眠り方によって頭を良くする方法も生まれるかもしれません。

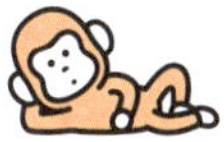

# 確実に稼ぎたければ、株ではなく寝具に投資しよう

２０１７年６月のＮＨＫスペシャルで「睡眠負債が危ない～〝ちょっと寝不足〟が命を縮める～」という放送がありました。睡眠負債とは医学用語ではなく、わずかな睡眠不足がまるで借金のように積み重なっていく、という意味を持つ造語だそうです。

この放送によって注目を集めたのが、睡眠とがんの関係です。２０１４年にシカゴ大学で行われた研究では、実験的に睡眠不足にさせるとマウスのがん細胞が増殖しやすくなることがわかりました。がん細胞を攻撃するはずの免疫細胞が、睡眠不足の場合には働かないどころか、がん細胞の増殖を助けている可能性が確認されたのです。

実験を行った研究者は、この研究ではマウスを特殊な方法で睡眠不足にしているため、結果をそのまま人間に当てはめることは難しいと話していました。しかし、人間でも同じことが起きている可能性も否定できないと指摘しています。

レム睡眠とノンレム睡眠の違い

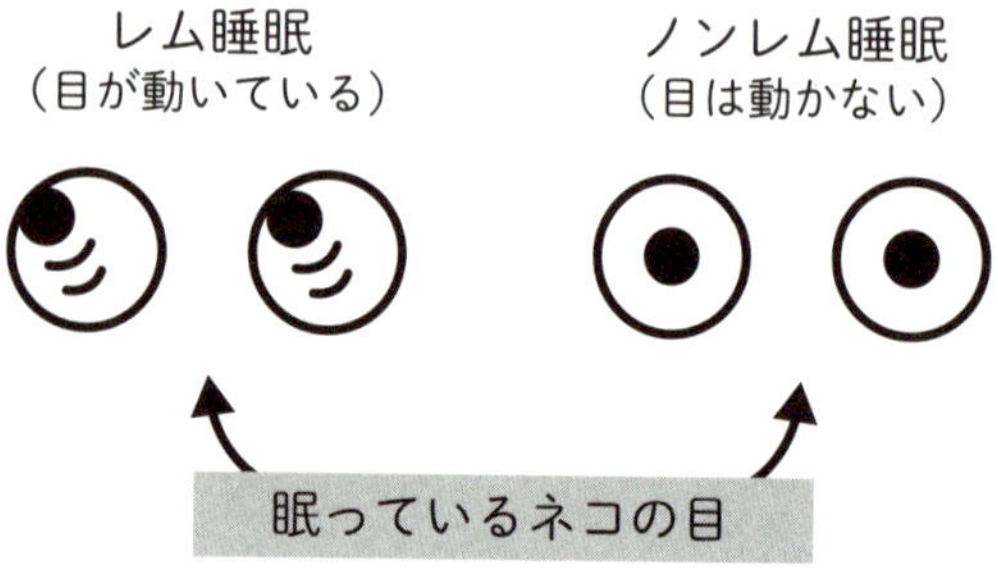


がんと睡眠の関係が、すでに判明している研究もあります。

東北大学が２万３９９５人の女性を７年間追跡し、睡眠時間と乳がん発生リスクの関係を調べた結果、平均睡眠時間が６時間以下の場合には７時間眠っている人に比べ、乳がんのリスクがおよそ１・６倍になることがわかったのです。

一般的に睡眠不足と聞いてイメージするのは、一日３～５時間レベルの短眠を続ける生活です。ところが毎日６時間は眠っていても、わずかに睡眠が足りていない場合、その影響が蓄積していくことがわかってきました。

## 自分に睡眠負債があるかどうかを確認する

には、休日の朝にいつもと同じ時間に起きられるかどうかで判断できます。目覚ましをかけずに眠り、途中で起きても眠気がとれるまでぐっすりと寝てみてください。目覚めたときにいつもより2時間以上長く寝ていたら、睡眠負債を抱えている可能性が高い状態です。

この場合は、できるだけ早く睡眠不足を解消すべきですが、眠る時間を増やすことができない時には、方法のひとつとして寝具や睡眠環境をより自分に合ったものに交換してみるといいでしょう。

体型が人によって違うように、頭の形や首の後ろ側のアーチもその人ごとに異なります。寝具専門店であれば、これらの特徴を専門の機械で測定したうえで骨格に合う枕やマットレスなどを紹介してくれますし、オーダーメイドで枕を作ることもできます。

マットレスや敷布団も、体重が軽い人は固い素材ではうまく体が沈まず、リラックスして眠ることができません。首やあご周りが緊張していると、朝起きたときにも肩こりに悩まされてしまいます。反対に体重のある人は、柔らかい素材だと体が深く沈みすぎてしまうようです。臀部が沈みすぎたまま眠ると姿勢が不安定になり、腰痛の原因になるので注意しなくてはいけません。

ちなみに、私が眠るときには、寝室ではスマートフォンなどのモバイル端末には触れず、心と体を休めるためだけの場所としています。そして、毎日頑張る自分へのご褒美として、布団や枕は体に合うものを吟味して取り入れています。日中のパフォーマンスを上げる方法と具体的な方法として、寝具への投資は結果を体感するのも早く、とても効果的です。

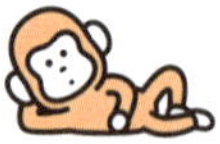

## 音や香り、携帯断捨離で五感を研ぎ澄ます

いつでもスマホやＰＣなどでＳＮＳができる状態にないと不安を感じる、「スマホ

枕は自分に合ったものを選ぼう

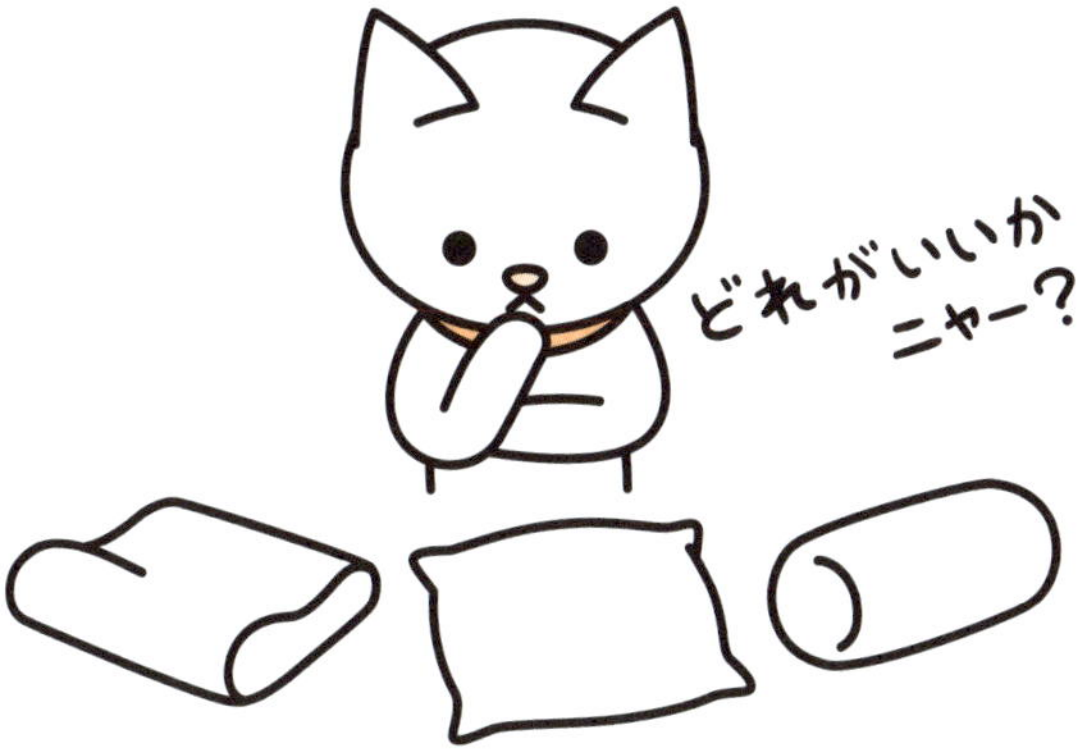


依存」が社会現象になっています。

先日、電車に乗ってふと車内を見渡してみたら、座っている人だけではなく立っている人までほとんど全員が、スマホの画面を覗き込んでいました。以前は本や新聞を読みながら通勤する人も多かったのですが、いまは紙の状態で持ち歩く人は少なくなってしまったようです。

スマホを手にしていたとしても、その人が見ているものがダウンロードした書籍データや新聞を読めるアプリケーションなどであれば、いわゆる「スマホジャンキー」にはあてはまりません。

このとき、各種SNSやオンラインゲーム

に夢中で、何かのきっかけでオフラインになると不安を感じてしまう人は、依存状態に陥っている可能性があります。

「ネット依存」と聞いても、アルコールやドラッグの依存に比べると問題の少ないものに感じられるかもしれません。しかし、脳内で起きていることは、これらの依存とまったく同じ。SNSやゲームなどをして楽しさを感じると、多量のドーパミンが排出されます。それによって高揚感を得ることができるため、何もしていないときにその高揚感を欲するようになり、依存状態が生まれるのです。

**インターネットの真の怖さは、つながっていないと、社会的なつながりまで絶たれたような気持ちになってしまうところにあります。**メールしかなかった時代と違い、LINEなどのSNSは瞬間的にコミュニケーションが取れるため、いつでもオンライン状態でないと自分が社会から孤立している不安を感じやすいのです。

使っているツールがネット機器のためネット依存とよばれていますが、もはやこの状態は「社会依存」と呼んでも差し支えないでしょう。

**つまり、自分が属しているコミュニティに依存していて、ひとりぼっちになることが怖いのです。**社会依存の状態が進むと、自分はどんな個性を持っていたのかわからなくなってしまう危険性があります。相手と自分の間に境界線を感じるからこそ、個性が出てくるからです。そこで相手やグループに依存してしまうと、自分の好みや本来の考え方まで見失ってしまうおそれがあります。

ですから、自分らしさを取り戻したいと思ったら、スマホやＰＣからいったん離れるしかありません。いつもＴＶをつけっぱなしにしているなら、いったん電源を切りましょう。多くの人は好きな番組があってワクワクしながら放送時間を迎えるのではなく、世間話のネタ探しやＢＧＭ代わりに、好きでもない番組を流しっぱなしにしているはずです。

**ムダな情報を入れ続けると、脳が疲弊します。**食べ物を有機野菜にすることや体の疲労を気遣う人は多いのに、脳に入れるジャンクな情報に無頓着なのでは疲労回復になりません。帰宅後の数時間は思いきって携帯電話をＯＦＦにしてＴＶも消し、情報断捨離をして脳を休めることを習慣にしてください。

食事を食べるのも仕事の都合に合わせて、眠るのも次の日の予定に合わせて……と、本来持っているはずの欲求を正しく使う場所が少なくなっている私たちは、あえて五感を使う場所を作ることが必要だと思います。

「仕事が忙しくて、家と会社の往復だけで精一杯。そんな余裕ないよ……」と思うかもしれません。それでもだからこそ5分間でも、一瞬脳が喜ぶ瞬間を作ってあげてほしいのです。

家には眠るためだけに帰っているような状態だと、脳も体も仕事モードから解放されず、いつもピリピリと気が張った状態が続いてしまいます。そんなときには、すきま時間に脳を仕事モードからリラックスモードに変える方法として、「香り」に頼ってみるのはいかがでしょうか。

マッサージ屋さんやリラクゼーションスペースに行くと、お香やアロマの香りがすることがあります。これは、リラクゼーション効果のあるいい香りを使って、エントランスを通ったときに緊張をほどいてもらうことを狙ったものです。

同じように、自宅でも眠る前の5分間を使って、優位になりすぎている交感神経を落ち着かせる時間を持つことができれば、その後の眠りの時間がより充実したものに変わります。

香りは種類を選ぶことで気持ちを落ち着かせたり、逆にリフレッシュして前向きな気分にさせたり、ときには不快さを感じさせることもあります。香りの種類によって心の状態が変わるのは、嗅覚が大脳に直結する神経だからです。

香りによってリラックスがもたらされるしくみは、その香りの成分が鼻の粘膜に付着し、電気信号に置き換えられて脳に届くことで起こります。このときにまず信号が伝達されるのは、脳の大脳辺縁系とよばれている場所です。この部分は快・不快をはじめとする情動をコントロールする場所で、人が進化してきた過程でずっと活躍してきたところです。

いっぽうで、視覚や聴覚に関わる電気信号は、大脳新皮質に届きます。大脳新皮質は、進化の過程で大きく変化をとげた知性に関する部分です。

たとえば、何かの花を見たときに、視覚の情報であればまずは「ラベンダーだ」

「バラだ」と認識してから、好きか嫌いかの判断に続きます。しかし、嗅覚であれば、まず香りを感じたときに「好きか」「嫌いか」の感情が先に立った後、その花が何であるかの判断が続くのです。香りを感じる機能は太古からずっと人を守り支えてきた能力だからこそ、感情に直結しているのでしょう。

嗅覚の信号が伝わる「大脳辺縁系」は、自律神経をコントロールする視床下部と密接につながっています。いい香りを感じると反射的にリラックスするのは、このような伝達のメカニズムに理由があるのです。

香りが人にもたらす効果については、近年研究が進んできています。

ジャスミンの香りに覚醒効果があることや、ラベンダーの香りが緊張を緩和させることはすでに科学的にも実証されています。ここ最近の研究では、「セロドール」とよばれる杉やヒノキに含まれている成分が、気持ちをやわらげ、寝つきや快眠に効果があることがわかっています。セロドールには、交感神経のはたらきを抑制する作用があるとされています。杉やヒノキの香りは他の香料に比べてそれほど強くなく、さらに好き嫌いにも左右されにくいため、誰にでも扱いやすい香りであるといえます。

### 主なアロマオイルの種類・効果一覧

- **ラベンダー**…………鎮静作用、リラックス・安眠効果、自律神経のバランスをとる
- **ローズ**………………高ぶった気分を癒す、幸福感を与える、体の緊張をゆるめる
- **サンダルウッド**……心を落ち着いた状態にする、安眠、リラックス
- **ペパーミント**………眠気ざまし、清涼感、クールダウン、気分転換、虫よけ
- **グレープフルーツ**…リフレッシュ、落ち込んだ気持ちを前向きにする、食欲を調節する
- **ゼラニウム**…………不安感を和らげる、女性のホルモンバランスを整える、虫よけ

香りに対する好みは人それぞれなので、リラックス効果が確認されているものでも、本人の好みに合わなければ効果は期待できません。それどころか、苦手な香りはストレスを生むことさえあるのです。一般的な「リラックスに向く香り」の情報をもとにするだけでなく、自分で試してみて心地よさを感じるかを選択の基準にしながら選ぶといいでしょう。

参考までに、アロマオイルとしてよく使われている香りの一覧を紹介します。

アロマオイルにはリラックス効果（鎮静）とリフレッシュ効果（興奮）を求めるもの

がそれぞれありますので、眠る前やくつろぐ時間には、リラックス効果のあるものの中から好みのものを探してみてください。一般的にリラックスを求めるのであれば、ラベンダーやカモミールは効果が高いといわれています。

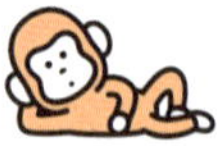

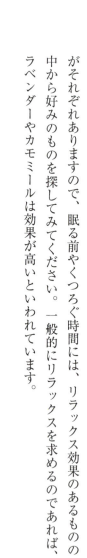

# 脳が喜ぶ食事法

食事の内容や摂取タイミングに気をつけることで、脳のパフォーマンスの向上が期待できます。しかし、残念ながら「これだけ食べれば、劇的に脳の疲れが取れる」という食べものは存在しません。もし、ある一品を摂取しただけで効果が出る成分が見つかったとしたら、ノーベル賞ものです。基本的には食材を偏らせずに、バランス良く摂取することが鉄則です。

空腹だからといって食べたいものを好きなだけ食べていたら、栄養が偏るだけでなくあっという間に太ってしまいます。ビジネスパーソンにとっては、食欲と口にするものをコントロールすることも立派なマネジメント能力です。欧米ではすでに、肥満体型の人は欲求がコントロールできない、マネジメント能力のない人とみなされています。おそらく日本でも、近い将来そうなるに違いありません。

摂取するものを選んで適切なタイミングに食事をすることで、脳のはたらきを高めながらスマートな体型を目指すことも夢ではありません。

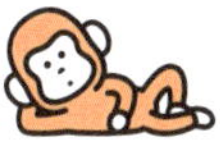

## その食欲、ひょっとしたら「ニセモノ」かもしれません

皆さんは、どんなタイミングで食事をしていますか？

「お腹が空いたとき」「会社のランチタイムに合わせて」などの回答が多そうですね。

あとは、「忙しくて食べる暇がないので、空いた時間にかき込む」という人もいるのではないのでしょうか。

改めて考えてみてほしいのですが、食事の際に感じているその食欲は、ホンモノでしょうか？

いったい何をいっているのかと、思われるかもしれませんね。実は私たちが食事のときに感じる食欲には、ホンモノとニセモノがあります。これからの説明を聞いていただくと、思い当たる経験が誰でも一度や二度はあるのではないでしょうか。

- **ホンモノの食欲**……血糖値の低下や、前回の食事で食べたものをエネルギーとして使いきったなど、物理的に食事が必要になっている状態。この場合には空腹の自覚があれば、脳のためにもすみやかに糖分を含んだ食事をしてください。
- **ニセモノの食欲**……こちらは文字のごとく、実際は空腹ではないのにお腹が空いたように勘違いをしている状態。たとえば、前回の食事から時間が経っていないのに、TVでおいしそうな料理を見たときにお腹が空いた感覚になったことはありませんか？　また、レストランでフルコースの食事をした後に、デザートが出てきてぺろりと平らげてしまったことは？

大脳にある感覚中枢は視覚や嗅覚、聴覚などの五感によってイメージを呼び起こすことができます。そのためにたとえ満腹であっても、新たに食べ物を見たり匂いをかいだりすることで、またお腹が空いたと感じてしまうのです。

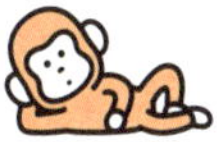

## 脳がほしがる栄養素

集中して仕事をした後などに、甘いものが食べたくなった経験はありませんか？

これは、エネルギー源として消費するブドウ糖が不足したために、脳が甘いものを要求している状態です。

脳はほかの臓器と異なり、ブドウ糖しかエネルギー源として利用できません。疲れたときに甘いものが食べたくなるのも、このためです。

しかし、チョコレートなどを無制限に口にしていると、食べた瞬間には血糖値が爆発的に上がり元気になりますが、しばらくするとまた元に戻って疲れやだるさを感じるようになります。これをくり返していると血液中の血糖値が乱高下するため、怒りっぽくなったり、イライラしてしまったりする可能性があります。ご飯など、分解される糖分で糖分を補給することが望ましいでしょう。

直接のエネルギー源にはなりませんが、アミノ酸や脂質も脳にとっては大切な栄養素です。アミノ酸は脳の中に運ばれると、神経伝達物質の原料として使われます。脂質（コレステロール、脂肪酸）は神経細胞の膜をはじめ、脳を構成する成分として利用されます。

忙しい毎日だからこそ、食事はよくかんで食べましょう。よくかむことで満腹中枢が刺激され、ドカ食いするリスクを減らすことができます。

**私がおすすめする食事量は、腹八分目ではなく、腹六分目。**椅子に座ったままでいることが多い現代人には、満腹近くまで食べる食事量では多すぎます。クリニックにいらっしゃる患者さんに対しては、食事が目の前に並べられたときに「そのときに食べる分の倍を食べても、おいしく感じられると思う量を食べてください」とお伝えしています。

慣れるまではもの足りなく感じるかもしれませんが、この量であれば満足感を得ることができます。「もう何も入らない！」と感じるまでお腹いっぱいに食べてしまうと、血糖値が上がってぼんやりしてしまい、判断能力も鈍ってしまいます。

満腹になると眠気を誘発しますし、脳も俊敏には動いてくれません。体自体の動きも散漫になりますので、たまの休みにご馳走を食べるとき以外は、つねにシャープな行動ができる状態を保っておくのがよいのです。

**反対にできるだけ避けたほうがいい食品は、ファーストフードに使われる油などに含まれているトランス脂肪酸です。**カリフォルニア大学の研究によると、トランス脂肪酸をとりすぎると記憶力が低下する可能性が判明したそうです。また、脳が縮小してしまう傾向があるということも報告されています。
脳にいい影響を与える栄養素としては、次のものが挙げられます。

●DHA（ドコサヘキサエン酸）

正式名称はドコサ・ヘキサエノック・アシッド。おもに青魚の脂肪に含まれている必須脂肪酸です。人の脳は、水分を除くと半分くらいが脂質で占められており、そのうちの4～5％がDHAで構成されています。

さらに、記憶学習機能をもつ海馬では、他部位の2倍以上に及ぶDHAが存在しています。このことから、「DHAが含まれた食品を食べると頭が良くなる」と、DHA入りのパンや飲み物が有名になったというわけです。

●EPA（エイコサペンタエン酸）

DHAと同様に、青魚に多く含まれている高度不飽和脂肪酸です。血中にできる血栓を予防する効果があります。

EPAは、1960年代に、ツンドラ地帯に住むエスキモーたちの健康調査を行っ

### トランス脂肪酸が含まれる食べ物（食 NG）

・サラダ油、マヨネーズ、マーガリン

サラダ油を使って揚げたものや、マーガリンを使ったものにトランス脂肪酸が存在するため、フライドポテトや天ぷら、ドーナツなどの揚げ物、マーガリンの入ったクッキーなどにもトランス脂肪酸が含まれます。

### DHA・EPA が含まれる食べ物（食 OK）

・DHA……マグロ、ブリ、サバ
・EPA……マイワシ、マグロ、サバ

たときに発見されました。

彼らはアザラシや魚を主食としていて、野菜を口にすることはほとんどありません。しかしこのような食生活であるにもかかわらず、健康な高齢者がとても多いのです。研究の結果、血液中のＥＰＡ濃度がデンマーク人の平均と比べ、35倍も高いことがわかりました。この事実によって世界中でＥＰＡの研究が始まり、血流をよくする効果以外にも中性脂肪を減らすなど、さまざまな効能が見つかりました。

## まとめ 4

- 脳疲労が発生するのは、「考えすぎ」の証拠
- 無駄な考えすぎを減らすには、毎日の小さな決定を習慣化する
- 他人の目は気にしないと決める
- 瞑想をすることで、「考えすぎの状態」に気がつく体質になる
- 自分らしさを取り戻すためには、一日一回いつもと違うことをする
- 自分に合った睡眠時間が疲労回復因子を増やす
- 日中に眠気を感じるなら、睡眠不足の状態
- 脳を休めるためには、良質なノンレム睡眠をとる
- 確実に稼ぎたいなら、株よりも寝具への投資を
- 脳のための食事をして、頭の回転をより早くする

Lecture 5

# 正しい休息が折れない心を育てる

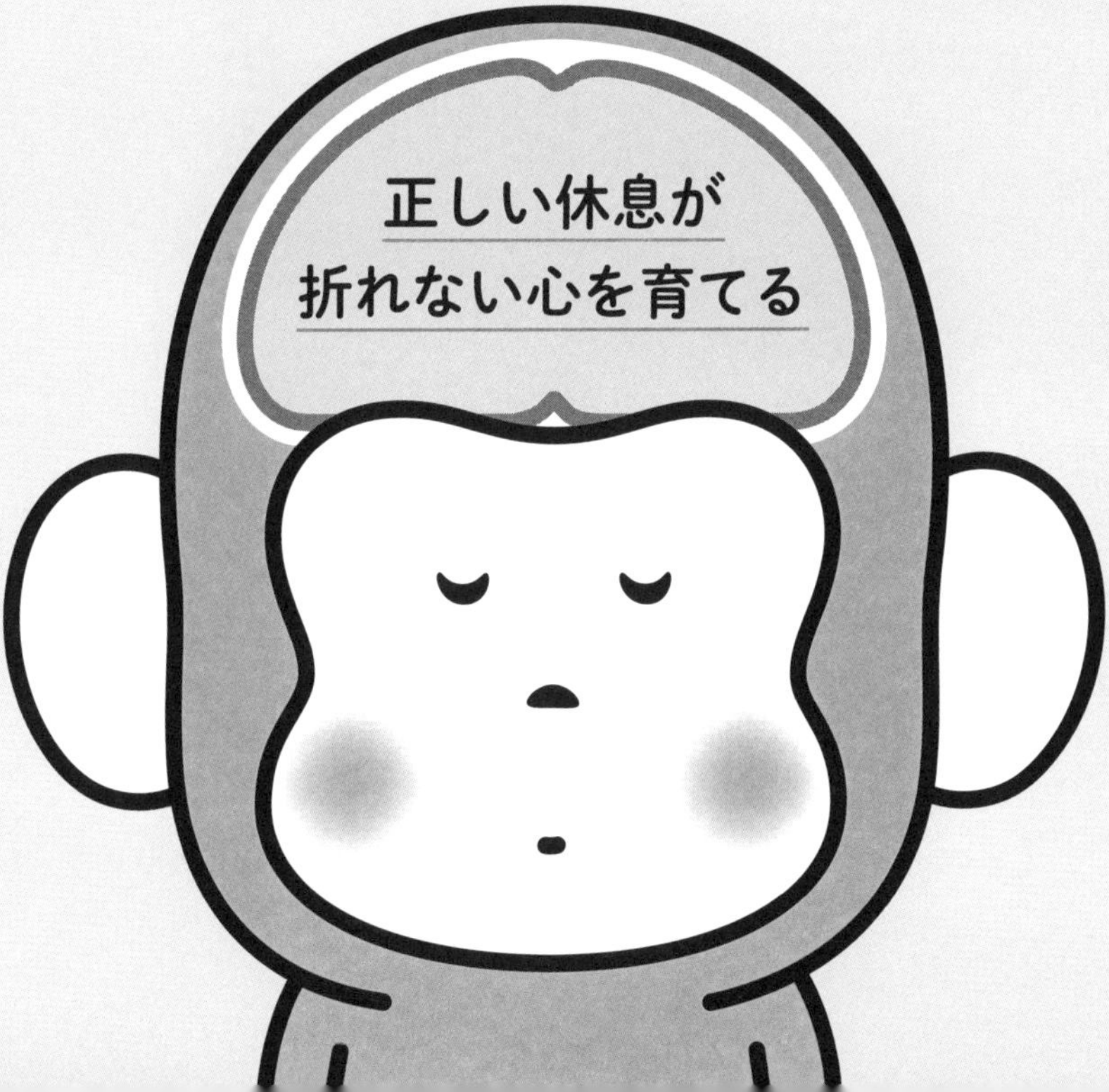

# 昔といまでは必要なメンタルが違う

ビジネス書で著名な経営者について学んだり、歴史上の人物の伝記を読んだりしていると、先人たちの持っている意思の強さに驚かされます。

まだ環境が整っていない戦後に事業を起こして結果を出すには、生半可な気持ちではやりとげられなかったでしょうし、もし私たちが戦国時代の武将であったなら、結果どころか、一日一日生き抜くことさえ困難を極めそうです。

絶対的な覚悟というのでしょうか、彼らはたった一度の失敗くらいでは傷つきもしない強いハートを持っているように感じます。

現代のように「空気を読む」といった過剰な周囲への配慮をしなくてよかったからこそかもしれませんが、鋼の心ともよべる強靭な心持ちに、羨ましさを感じるビジネスパーソンも多いでしょう。

いまを生きる人たちは、周囲の状況に合わせて臨機応変に対応する術に長けている反面、心に打撃を受けた場合などに心が折れてしまいやすいことが多いようです。かの戦国武将が現代にタイムスリップしたとしたら、私たちのメンタルについて、「豆腐の心だ」と鼻で笑うことでしょう。

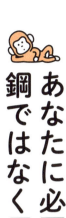

## あなたに必要なのは、鋼ではなく「柳」の心

「気にいらぬ風もあろうに柳かな」（堪忍柳画賛）

この句は、江戸時代後期に数多くの禅画を描いた、臨済宗の僧侶である仙厓義梵が風に煽られる柳の絵に添えた言葉です。

作品の中央には柳が据えられ、右側に大きな文字で「堪忍」と書かれています。残ネコから「柳の心」を学ぼう！

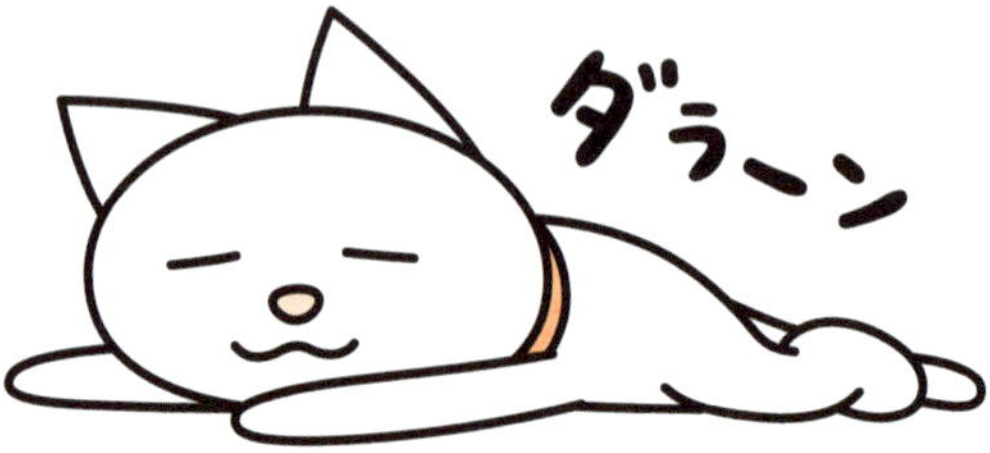


念ながら本人の解釈は伝わっていないのですが、おそらく「もし気にいらないことがあったとしても、風に煽られても折れることなくしなやかにやり過ごす、あの柳のようになりなさい」といった意味だと私は解釈しています。

禅画が発表された江戸時代にもこの句は人々の心をつかみ、いまでも披露されている落語の演目である「天災」に引用されています。

何があっても跳ね返すことのできる心の強さは、もちろん素晴らしいものです。しかし、メンタルの強い人は「自分にできる努力は他人もできるはずだ」と、同じだけの努力を他人にも求めてしまう傾向があります。そう考えると現代の私たちに必要なのは、柳のように強風に煽られてもやり過ごせる「スルーする力」なのかもしれません。

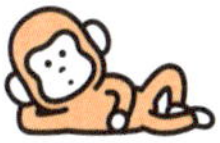

## ドローンの視点で、自分を俯瞰する

鳥の目、虫の目、魚の目……こんな言葉を聞いたことはありますか？

東京大学の伊藤元重教授が著書『経済を見る3つの目』（日経文庫）で、経済を読み解くための視点として紹介していた心得です。伊藤教授が経済を理解するために先輩から教わった視点として、次の3つが紹介されています。

- **鳥の目**……鳥が飛び立って上空から全体を見渡すように、高い位置から全体像を大きく見ることを指します。いまっぽくいうと、ドローンを飛ばして、上空から空撮

「ネコの目」が一番コワい……

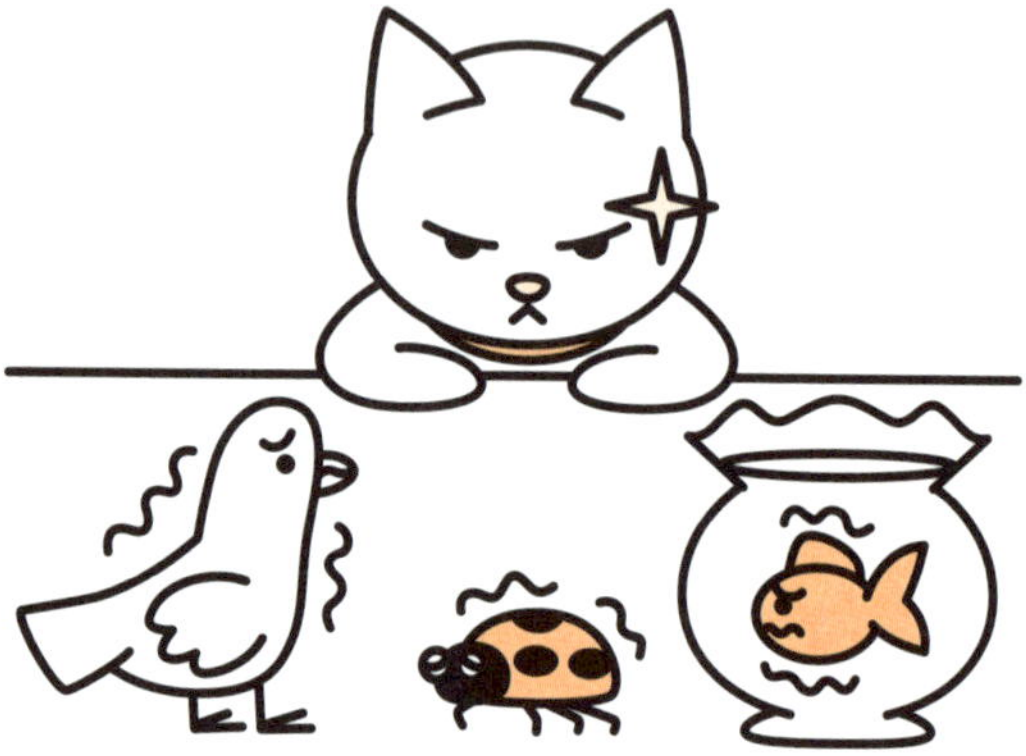

していると考えてもいいかもしれません。

●**虫の目**……地面に近い場所でミクロの目を持って、状況を把握します。全体を見ていたところから目線を変え、ターゲットを狭く深く絞ることで感じることが変わってきます。

●**魚の目**……潮の流れを見極める力、自分がいる世界のトレンドを知るための力です。当事者として泳ぎながら、これから流れがどう変わっていくのかを知る視点を表しています。

これらは経済をよく知るための考え方です

が、脳をうまくはたらかせるため、自分がいまいる状況を知るために有効な方法です。
「なんかうまくいかない……」と感じたときには考えが固定されてしまっていることが多いので、視点を大きく変えることで解決策が見つかる可能性があります。

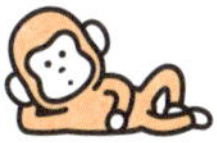

# 感情のコントロールができることの大切さ

ささいなことをきっかけに、自分でも驚くほどに怒ってしまった。落ち着いてみれば、何にそれほど怒っていたのか、よくわからない……。そんな経験をしたことがある人は多いのではないでしょうか。

**このような状態を、感情を乗っ取られている状態ということで「扁桃体ハイジャック」とよぶ研究者もいます。**一度怒り始めるとスイッチが入ってしまって、手がつけられなくなる人っていますよね。怒りが怒りをよぶ、あの状態のことです。

「扁桃体ハイジャック」を未然に防ごう

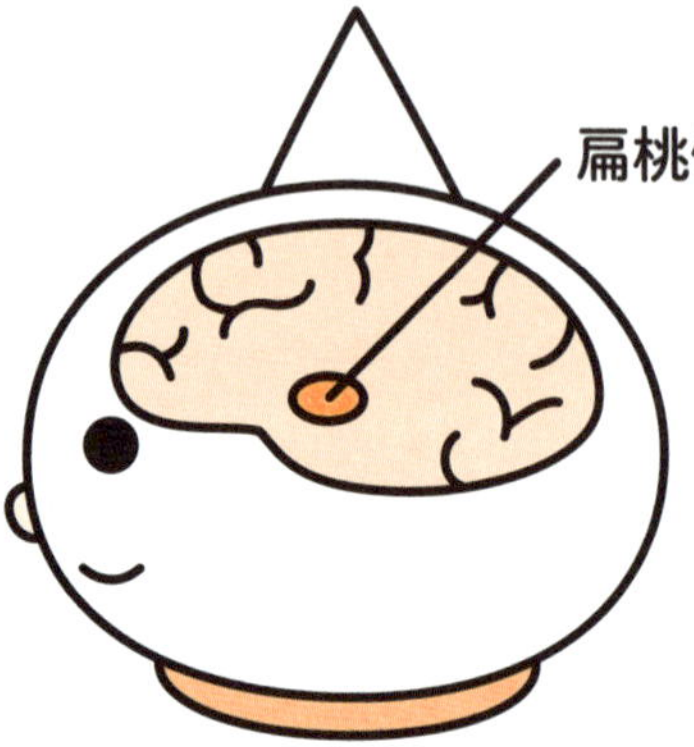


扁桃体は脳幹の近くに位置する神経細胞の集まりで、情動や感情の処理に大きく関わっています。自分が抑えきれないほど怒っているときには、この部分がオーバーヒートしている状態になります。

扁桃体が活発になっているときには、アドレナリンが分泌されて脳の思考が抑制されてしまいます。そのために視野が狭くなり、「感情にまかせたまま怒ったらどうなるか」が考えられなくなってしまうのです。

さらにこのときには、体内でコルチゾールというストレスホルモンが発生しています。コルチゾールが増えると、人間としての理性的な思考が働かなくなり、いわゆる「キレやすい」状態になり、感情の暴走が止まらなくなる傾向があります。

もし自分で「いま怒っているな」「頭に血が上っているな」と自覚できたら、それは扁桃体に感情がハイジャックされつつあるのだと考えてください。冷静に落ち着いて自分を眺めることで、暴走した感情は徐々に落ち着いてきます。

瞑想を習慣にしていると、扁桃体ハイジャックを未然に防ぎ、感情が乗っ取られかけていることに気づくようになります。自分と向き合う癖を持つことで、極端に精神状態が乱れたときでも、いち早く察知し、修正することができるようになります。

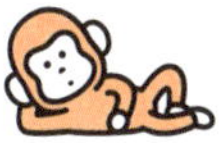

## 抑えきれない怒りの衝動は「RAIN」で対処する

どうしても抑えきれない衝動的な怒りの感情には、アメリカの臨床心理学者タラ・ブラックが考案した「ＲＡＩＮ」の瞑想法が有効です。この瞑想法は、次の4つのパ

RAINのしくみ

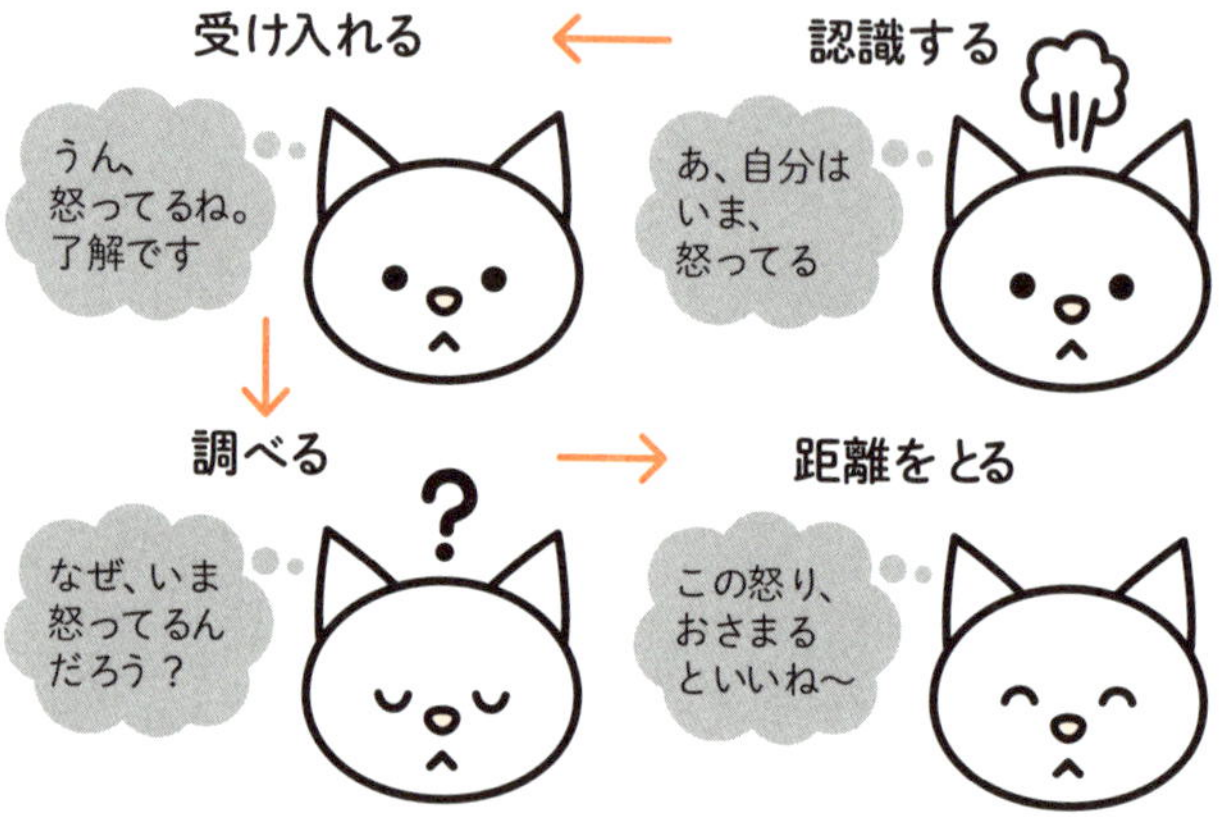
受け入れる
認識する
うん、
怒ってるね。
了解です
あ、自分は
いま、
怒ってる
調べる
距離をとる
なぜ、いま
怒ってるん
だろう？
この怒り、
おさまる
といいね〜

ートが持つ頭文字から名づけられました。

・**Recognize（認識する）**……怒りの感情が生まれたことを認識する
・**Accept（受け入れる）**……自分が怒っていることを受け入れる
・**Investigate（調べる）**……自分に何が起きているのかを、俯瞰して確認する
・**Non-Identification（同一視しない）**……怒りと自分を同一視せず、距離を置く

つまり、「自分は怒っている」と認めてあるがままに受け入れながら、「この怒りそのものは自分自身ではない」と客観的に自らを眺める方法です。また怒ってしまったな、と

第三者的な視点を持つことで、徐々に怒りに飲み込まれることが減っていきます。

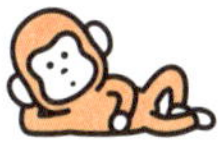

## 妬みを持ちやすい人は、脳卒中のリスクが上がる

怒りを感じているときは、血圧と心拍数が上がり、心臓に負担がかかっている状態です。よく怒っている人はあまり怒らない人に比べ、脳卒中になるリスクが2倍以上も高いといわれています。

さらに、怒りっぽい人ほど心筋梗塞になりやすいという調査結果や、「他人に対して敵対心や意地の悪い感情を持つと、人生における脳卒中リスクが倍増する」との恐ろしい研究論文も発表されています。米国心臓協会が出版した学術誌「脳卒中(Stroke:Journal of the American Heart Association)」に発表された内容によると、他人への妬みなどのいじわるな感情によって起きる抗うつや高ストレスによって、脳卒中のリスクが高まることが明らかになりました。

米ミネソタ大学などの研究チームは、45歳から84歳までの成人6700人以上を対象に、自分の精神状態と行動に関するアンケートを実施しました。2年以上にわたって続けられたこの調査においては、慢性ストレス、抗うつ症状、敵対心などについて状況の確認が続けられています。研究開始の時点では、被験者のなかに心臓疾患を持つ人は認められませんでした。

研究者たちは、その後8～11年をかけて追跡調査を実施しました。この期間中に被験者147人が脳卒中を起こし、48人が脳への血流が一時的に妨げられる「一過性虚血発作（TIA）」を起こしたことが確認されています。

調査を終えた時点でのスコアを集計すると、他人への「いじわるな思考」を持った程度で評価される「敵対心」の高いグループは、その点数が低い良心的な人たちのグループに比べて、脳卒中やTIAを起こす確率が2倍以上も高いという結果が出ました。

同じように、抑うつ状態の点数が高い場合にも脳卒中やTIAのリスクが86％高く、慢性ストレスがある場合にはリスクが59％高くなりました。論文の主執筆者であるスーザン・エバーソン・ローズ准教授はこの結果を受け、次のように述べています。

「これまで健康を考えるにあたり、コレステロールや血圧、禁煙など従来のリスク因子にあまりにも注目が集まりすぎていた。これらはすべて重要であることには違いないが、今回の研究によって、人々が持つ心理的な影響も同じように重要であることが明らかになった」


ストレスそのものも、動脈硬化を進行させる原因のひとつといわれています。

人がストレスを受けると、副腎皮質ホルモンが盛んに作られます。これによって血中のコレステロール濃度が高まり、血糖値も上がり、さらに血液が濃くなって（いわゆる「血液ドロドロ状態」）、動脈硬化による病気が起こりやすくなるのです。

労働者218人を調べたある調査では、景気の悪化で失業に直面した際には多くの割合で血圧が高くなり、その後景気が回復して失業の心配がなくなると、ほとんどの人が正常値に戻りました。

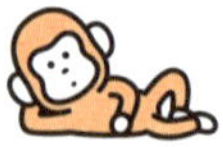

# 感情のコントロールで健康を手に入れる

私たちが持つ、細菌などの外的から体を守る機能のひとつに「免疫力」がありますが、なかでも特に重要な役割を持つのがＮＫ（ナチュラルキラー）細胞です。

この細胞はウイルス感染や細胞が悪性（がん）化した場合など、体内に異常な細胞が発生した際に体を守る重要な働きをしてくれます。しかし、このＮＫ細胞もストレスにさらされることで働きが悪くなることがわかっています。

ＮＫ細胞の働きは、血液検査によって「ＮＫ活性」を測定できます。これまで診察をしてきた患者さんで、一番ＮＫ活性が高かった職業はなんと「お坊さん」でした。

おそらく職業としてストレスがないわけではなく、これまでの修行によってストレスに負けない心になるような鍛錬をしてきた結果なのではないでしょうか。

今後の健康を求める動きのトレンドとしても病気の予防や治療だけではなく、怒りやストレスと妬み、そねみのコントロールをすることが一般的になってきそうです。

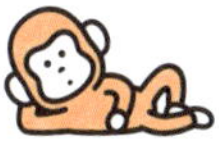

## 思い込みとメタ認知はレジリエンスの車の両輪

私たちには、自分自身を知り、行動をコントロールする能力が備わっています。

**思考や考えについて思い込みを排除し、客観的に把握することは「メタ認知」能力と呼ばれます。**

この考えは、１９７０年代にアメリカの心理学者である、ジョン・Ｈ・フラベルによって提唱されました。メタには「高次な」「超えた」などの意味があり、自分の認知活動を高い視点から客観的に見て、制御できる能力を意味します。

**メタ認知力は、おもに2つの能力で成り立っています。ひとつめは、自分の行動や認知力を俯瞰で見ることのできる自己モニタリング力。もうひとつは、いまいる状況に合わせて認知や行動をコントロールする、自己コントロール力です。**

メタ認知力が低い人は、自分を客観視することが苦手な傾向にあります。自分のふるまいが他人にどう映るか、ミスがどうして起きてしまったのかを理解しづらくなってしまうのです。

思い込みを外し、認知を正しくするためには、自分のことが客観視できていないと、「おそらく大丈夫だろう」「間違ってはいないだろう」といったあいまいな思い込みで仕事を進め、失敗してしまうことが考えられます。毎回同じ失敗を繰り返す人は、なぜ失敗したのかを考えずに勢いだけでトライしてしまうのです。

冷静に状況を判断できるようになるためには、「自分の選択は、合っているかな?」と、常に問いかけることが必要になります。人は間違えることがあり、絶対に完璧は

メタ認知は、2つの能力でできている

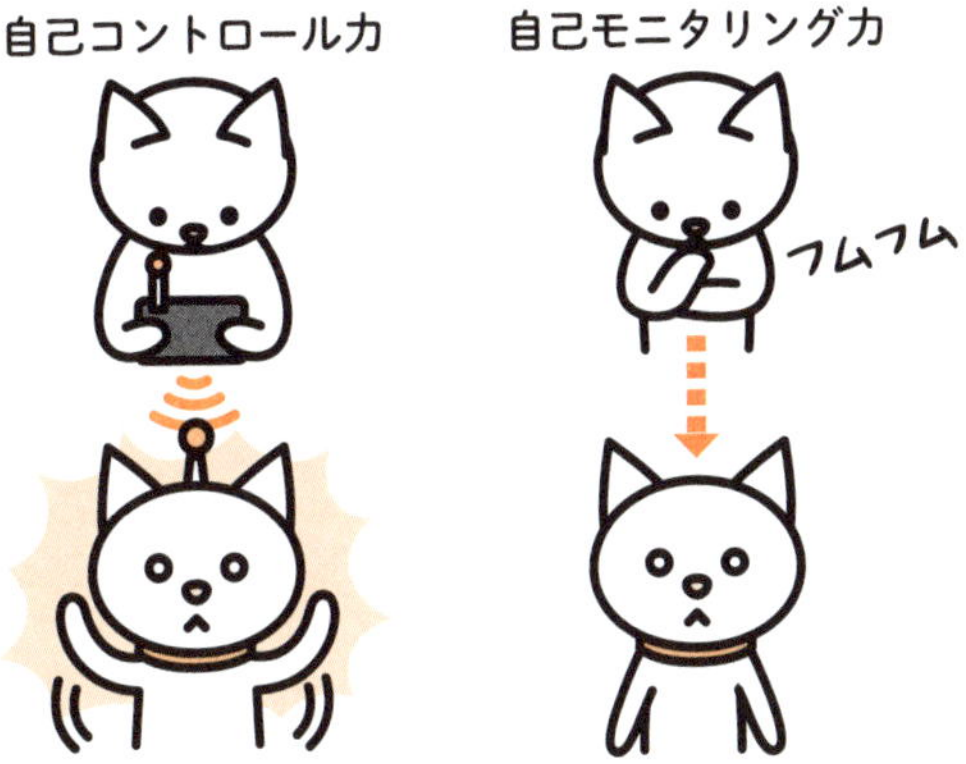


ありえないことを忘れずにいることで、いつでも自分を客観視できるようになります。

医師にとっても、患者さんの状態を思い込みなく判断しようとすることは重要なことですし、どのような仕事や人づきあいであっても、いつでも第三者の目線で見るクセをつけておくと状況が把握しやすくなります。

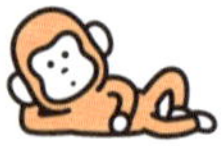

# ヒヤリ・ハットを減らしてメタ認知力を高める

うっかりミスから大事になってしまう可能性のある、「ヒヤリ・ハット」を減らすためにも、メタ認知の向上は効果があります。

**ヒヤリ・ハットとは、重大な災害や事故には至らないものの、直結してもおかしくない一歩手前の事例の発見のことを指します。**文字どおり、「突発的に起きる事象やミスにヒヤリとしたり、ハッとしたりするもの」です。

いつもと同じ行動をしているはずなのにミスをしそうになった場合など、なぜそのような結果に至ったのかを必ず内省することで、そのときには気づかなかった小さな異常に気がつくことができます。いつもと変わらない手順を踏んでいたつもりでも、寝不足で集中力が不足していたかもしれませんし、逆に集中しすぎていて周りが見えなくなっていたのかもしれません。

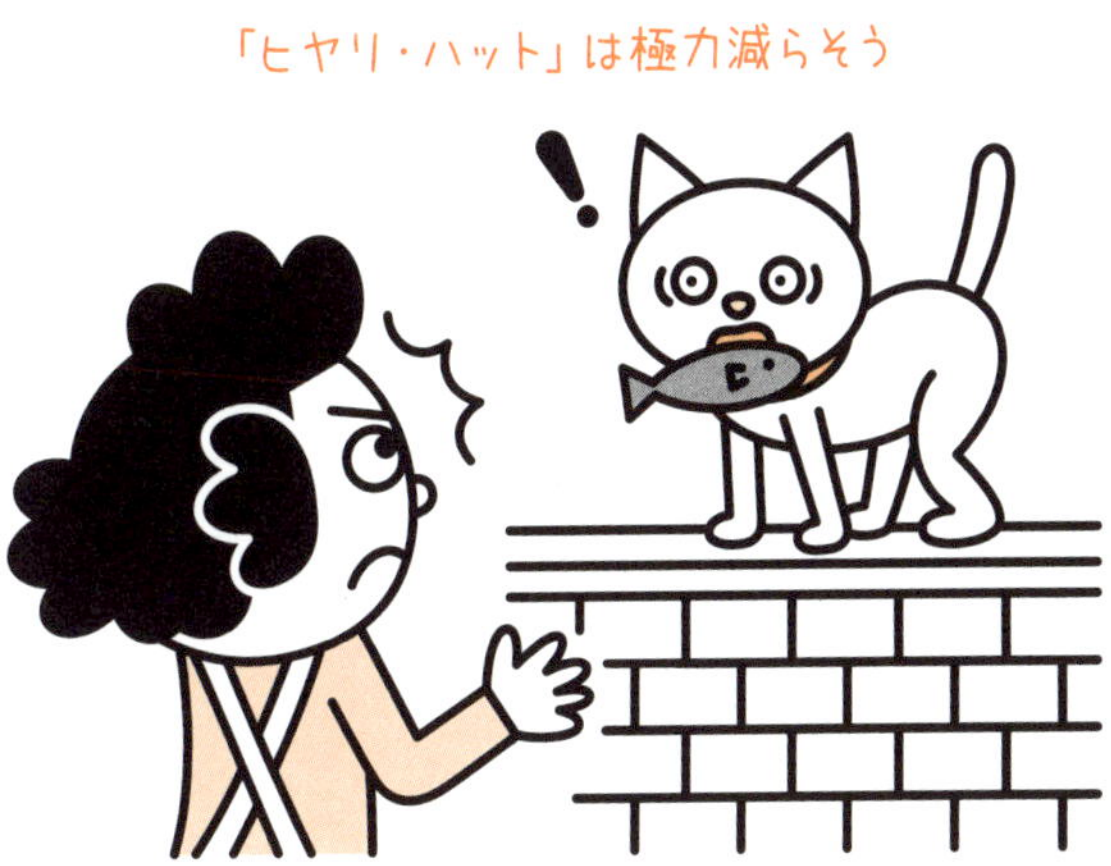


少し話がそれますが、一般的に「集中する」ことはとてもいいことだと思われています。けれども、のめり込んで集中しているときは、高速道路をハイスピードで飛ばしているのと同じ状態。ハンドル操作に気をとられるあまり視野は狭くなりますし、流れる景色に注意する余裕もなくなってしまいます。

私たち医師も、手術などで長時間にわたって集中することが求められますが、手元に没頭してしまうと、全体的な状況が把握できなくなってしまい、危険なのです。正確さが求められる作業ほど、常に意識を途切れさせることなく、ある意味でリラックスして向き合うことが必要になります。

ささいなことでも「失敗の可能性」につい

て常に考えておくことも、次の手を打ちやすくなることで重大な事件に及びにくいため、有効な方法です。

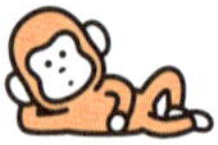

# メタ認知力を高めるにはどうすればいい？

メタ認知能力を高めるには、まず「混乱した状況では判断しない」ことが第一です。ミスが起きる直前では、なんとかリカバリーしようと周囲のことが目に入らなくなっている可能性を忘れないでください。事故を起こすよりは少し時間をかけるべきだと自分に言い聞かせて、深呼吸をする時間をとりましょう。

もしも予想がつかなかったミスが起きたときには、信頼できる人に打ち明けたり、紙に具体的な状況を書き出してみてください。冷静な視点で眺めることで、想定していなかった要因に気づくことができます。

取り組む前の想定と事後のフォローを続けることで、自分の認知のクセを知ることができるはずです。考えが偏りやすい傾向を知ることができれば、常に客観的な自己モニタリングが可能になってきます。

## まとめ 5

- 疲れやすい必要なビジネススキルは、「スルー力」
- 脳をうまく動かすために、自分をドローン目線で俯瞰する
- 怒りで脳が満たされそうになったら、怒っている自分をただ見つめる
- 抑えきれない怒りは「RAIN」で解放する
- 脳卒中になりたくなければ、怒りを手放す
- ストレスは動脈硬化を進行させる
- ストレスに負けない心を持つと、免疫力が上がる
- 「集中している状態」は必ずしもいい状態とはいえない
- 勝手な思い込みがなくなると、客観的な判断（メタ認知）ができるようになる
- メタ認知を高めるには、平静な状態でしか決断しないくせをつける

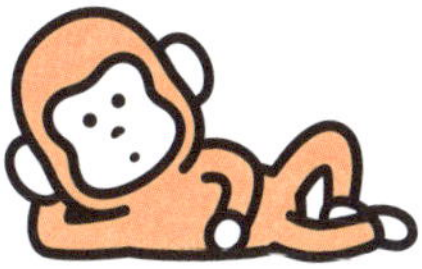

# 参考文献


・成功の食事法（菅原道仁著・ポプラ社）
・一流の睡眠（裴英洙著・ダイヤモンド社）
・マンガでわかるグーグルのマインドフルネス革命（サンガ編集部編、方喰正彰原作・サンガ）
・そのお金のムダづかい、やめられます（菅原道仁著・文響社）
・疲れない脳をつくる生活習慣――働く人のためのマインドフルネス講座（石川善樹著・プレジデント社）
・世界のエリートがやっている最高の休息法（久賀谷亮著・ダイヤモンド社）
・死ぬまで健康でいられる5つの習慣（菅原道仁著・講談社）
・スタンフォード式最高の睡眠（西野精治著・サンマーク出版）

[著者紹介]

## 菅原道仁（すがわら・みちひと）

「患者にとって最高の人生」をサポートする脳神経外科医
菅原脳神経外科クリニック院長

1970年生まれ。杏林大学医学部卒業後、クモ膜下出血や脳梗塞などの緊急脳疾患専門医として国立国際医療研究センターに勤務。日々緊急対応に明け暮れる。2000年、救急から在宅まで一貫した医療を提供できる医療システムの構築を目指し、脳神経外科専門の八王子・北原国際病院に15年間勤務。その診療経験をもとに「人生目標から考える医療」のスタイルを確立、心や生き方までをサポートする医療を行う。

2015年6月、八王子に菅原脳神経外科クリニックを開院。「人生を楽しみながら目標達成するための医療」をモットーに、日々診療にあたっている。「スッキリ」や「PON!」、「ホンマでっか!? TV」など、テレビ出演多数。

著書に3万部を突破した「そのムダづかい、やめられます」（文響社）をはじめ、「成功する人は心配症」（かんき出版）、「成功の食事法」（ポプラ社）など多数。監修書に「1日3分! 脳と筋肉を同時に鍛えるにしかわ体操」（アスコム）がある。

・菅原脳神経外科クリニック HP
https://sugawaraclinic.jp
・Blog
https://sugawaraclinic.jp/blog
・Twitter
https://twitter.com/michihito1105
・Instagram
https://www.instagram.com/sugawaraclinic/

脳神経外科医が教える
**一生疲れない人の「脳」の休め方**

2017年12月10日　初版第1刷発行

著　者　菅原道仁
発行者　小山隆之
発行所　株式会社実務教育出版
163-8671　東京都新宿区新宿1-1-12
http://www.jitsumu.co.jp
電話　03-3355-1812（編集）
　　　03-3355-1951（販売）
振替　00160-0-78270

デザイン　ISSHIKI
編集　小谷俊介（実務教育出版）
編集協力　小松田久美

印刷所　壮光舎印刷
製本所　東京美術紙工


ISBN978-4-7889-1446-9　C2047